Deutschsprachige Erstausgabe Januar 2023


Kniga Verlag
Pestalozzistraße 25
22305 Hamburg

Covergestaltung und Satz: Wolkenart - Marie-Katharina Becker, www.wolkenart.com

1. Auflage

ISBN Ebook: 978-3-910385-17-7
ISBN Taschenbuch: 978-3-910385-18-4
ISBN Hardcover: 978-3-910385-19-1

# KEIN GEMÜSE IST AUCH KEINE LÖSUNG

Einfache & leckere Familienrezepte,
die jeden Gemüsemuffel überzeugen.

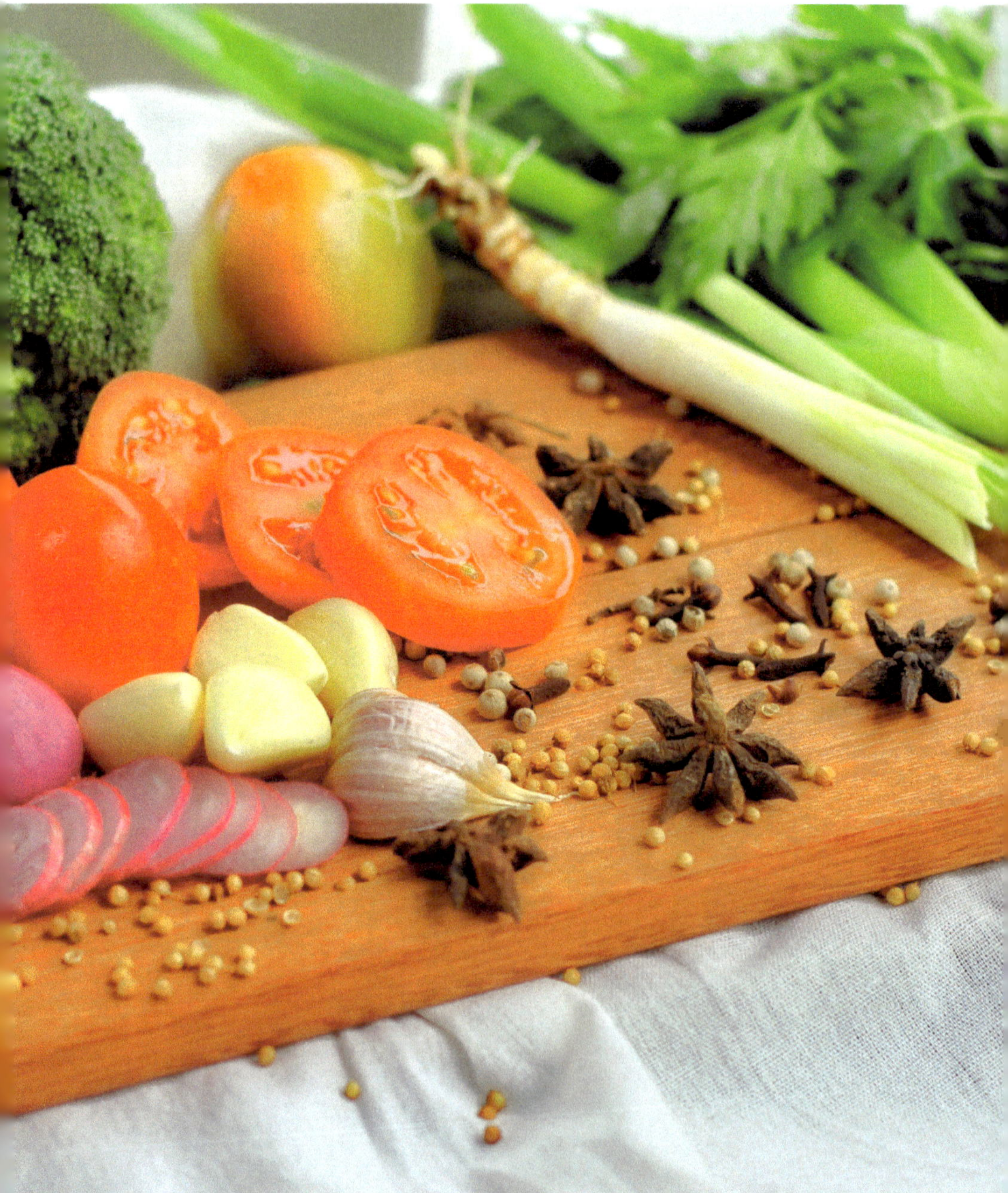

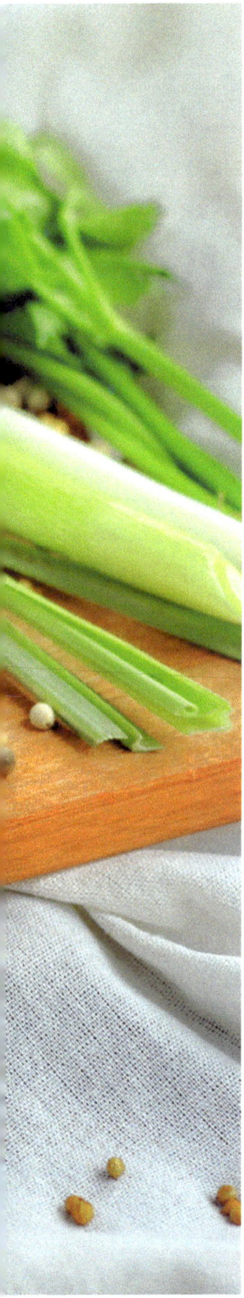

# INHALT

## Vorwort



## Warum Kinder kein Gemüse mögen



## Kindern Gemüse schmackhaft machen

## Ideen und Rezepte für mehr Gemüse



## Selbstgemachte Gemüsebrühe



## Gemüsesaucen



## Gemüsesuppen



## Kartoffelprodukte



## Taler & Bällchen



## Gemüse in Gebäck

## Pfannkuchen & co.



## Gemüse in und mit Toast und Brot



## Gemüseporridge & Co.



## Gemüse mit Ei



## Gemüse aus Ofen und Pfanne



## Rohkost

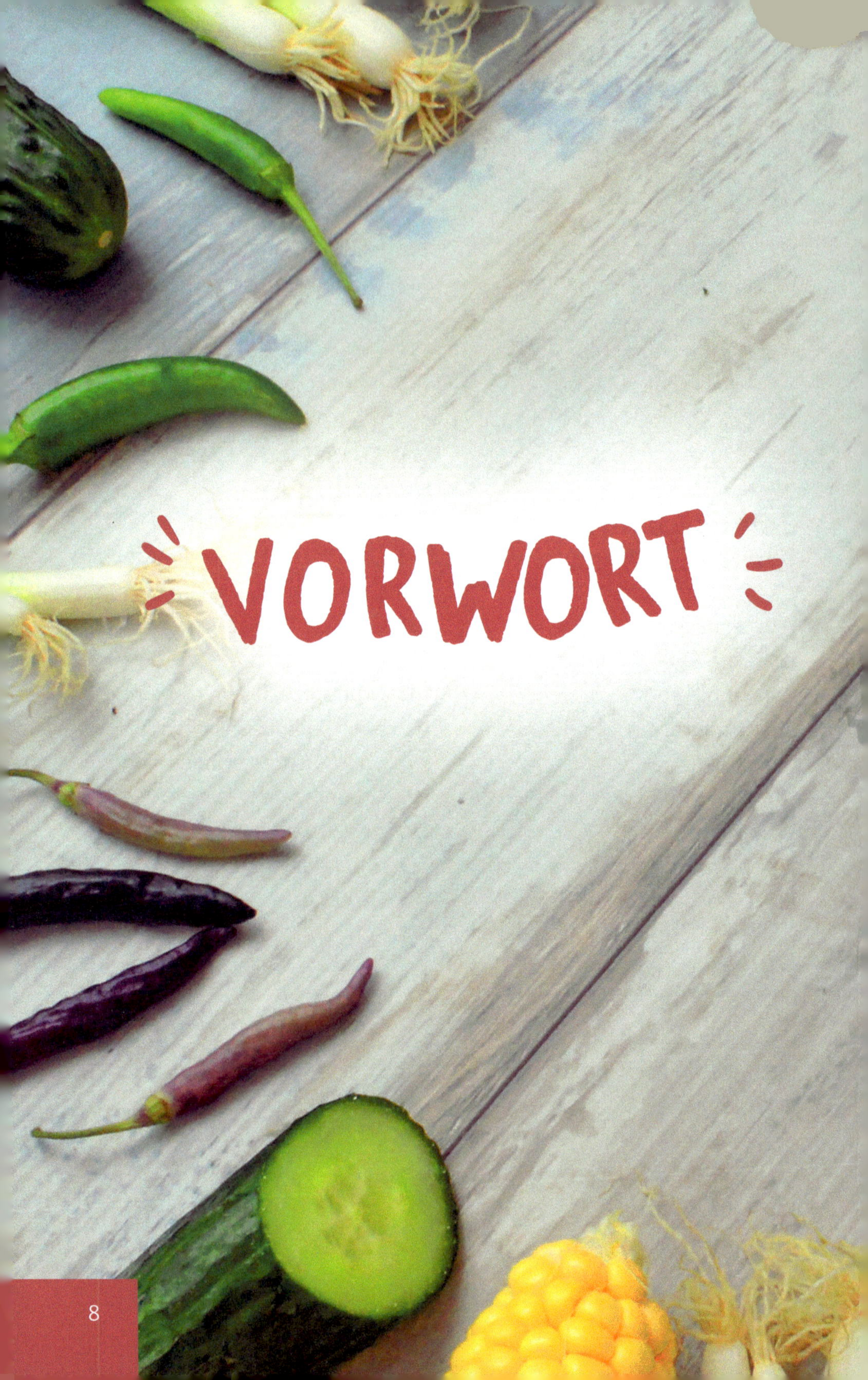

# VORWORT

## Für wen ist dieses Buch gedacht?

Wenn du dieses Buch liest, dann gehörst du wahrscheinlich zu einer der folgenden zwei Gruppen:

Dir ist gesunde Ernährung wichtig, aber im stressigen Alltag mit Kind ist es gar nicht so leicht, regelmäßig ausreichend verschiedenes Gemüse auf den Tisch zu bringen.

Du würdest gerne mehr Gemüse anbieten, aber dir fehlen einfach die Ideen, wie das schnell und vor allem einfach gehen kann, ohne stundenlang in der Küche zu stehen und zu schnippeln, zu kochen oder zu backen.

Oder:

An Ideen mangelt es dir nicht, was Gemüse im Essen angeht, doch dein Kind weigert sich vehement, es auch zu essen.
Kaum blitzt etwas Farbiges im Essen auf, wird das Gesicht verzogen und kein Bissen angerührt. Gemüse wird höchstens gegessen, wenn es umständlich im Essen versteckt wird.

Du wünschst dir einfache Wege, wie du deinem Kind Gemüse schmackhaft machen kannst, ohne es zu verheimlichen.
Die gute Nachricht ist:

Egal zu welcher der beiden Gruppen du gehörst (oder ob du dich vielleicht sogar in beiden wiederfindest), dieses Buch ist genau für dich gemacht!

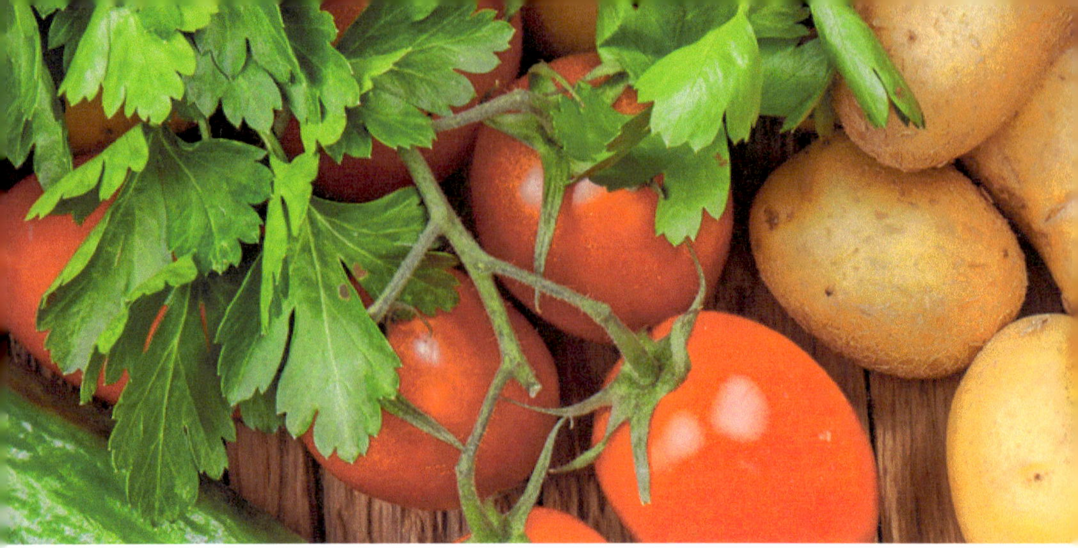

Du findest hier nicht nur schier unendliche Möglichkeiten, mehr Gemüse ins Essen deines Kindes zu zaubern, ohne Stunden in der Küche zu verbringen, ich zeige dir auch viele Tipps und Tricks, wie Gemüse auch bei wählerischen Kindern gut ankommt.
Ganz nach dem Motto: Gesunde Ernährung darf leicht UND lecker sein!

Aber: Ich vermittle dir in diesem Buch keine Zaubertricks. Keine schnellen Methoden, wie Gemüse einmal (doch dann vielleicht nie wieder) probiert wird.

Ich möchte dir vielmehr dabei helfen, dass dein Kind nachhaltig ein gutes Verhältnis zu Gemüse aufbauen kann, welches dann möglichst sein Leben lang bestehen bleibt.

Bitte bleib deshalb beim Ausprobieren der Tipps gelassen und sei nicht frustriert, wenn es nicht gleich beim ersten Versuch klappt. Dranbleiben und Geduld haben sind zwei ganz wichtige Faktoren, wenn es darum geht, deinem Kind neue Lebensmittel schmackhaft zu machen.

Dein Ziel beim Lesen dieses Buches sollte nicht sein, dass dein Kind umgehend mehr Gemüse isst (auch wenn du dir das wünschen würdest), sondern es soll darum gehen, mehr Gemüse anzubieten und Gelegenheiten zu schaffen,

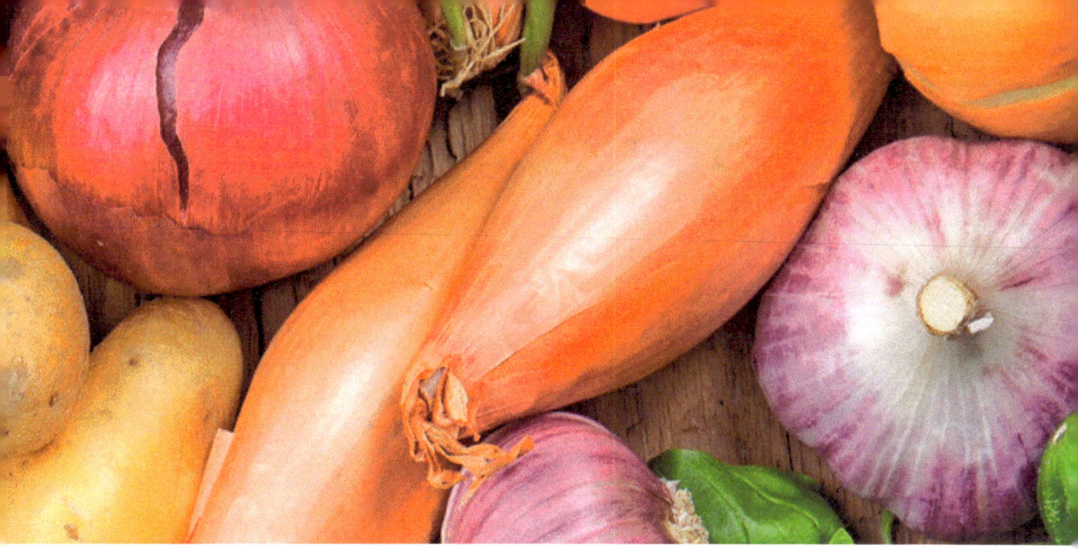

bei denen dein Kind das Gemüse näher kennenlernt. Denn zu erforschen und zu interagieren sowie überhaupt erst einmal Kontakt herzustellen ist ein wichtiger erster Schritt! Und ob du es glaubst oder nicht, er wird nach und nach dazu führen, dass dein Kind Gemüse probiert und auch mag.

Nimm dir also selbst die Last von den Schultern, dass du dein Kind um jeden Preis dazu bewegen musst etwas zu probieren (was ohne Druck und Zwang kaum möglich ist), und gib ihm die Möglichkeit, Lebensmittel aus eigenem Antrieb heraus zu kosten.

## Kostenlose Bonusinhalte

In diesem Buch findest du alles, was du brauchst, um deinem Kind zu mehr Gemüse-Abwechslung im Essen zu verhelfen.

Um dir die Umsetzung der Tipps und Rezepte aus diesem Buch weiter zu vereinfachen und dir weitere Informationen zur Verfügung zu stellen, findest du unter **https://katharina-dreier.de/buch-bonus** einige Bonusinhalte wie ein Gemüselexikon und einen Mahlzeitenplaner mit den Rezepten in diesem Buch, die du dir kostenlos herunterladen kannst.

# ÜBER DIE AUTORIN

Katharina Dreier ist Stillberaterin (DAIS), Ernährungsberaterin für Babys und Kleinkinder, Fachkraft für babygeleitete Beikost und Fachkraft für wählerisches Essverhalten bei Kindern („Picky Eating“).

Sie hilft Familien mit wählerischen Kindern in Einzelberatungen, Workshops und Onlinekursen dabei, dass alle wieder gemeinsam das gleiche essen können, ohne dafür das Kind zum Probieren zwingen zu müssen.

Auf ihrem Instagram-Profil „Gesund.ernaehren.von.anfang.an“ zeigt sie Eltern, dass gesunde Ernährung einfach sein kann und wie man wählerischen Kindern ohne Druck und Zwang zu mehr Abwechslung auf dem Teller verhilft.
Mit dem Thema wählerisches Essverhalten setzte sie sich durch die Erfahrungen mit ihrem Sohn intensiver auseinander, der aufgrund einer Zöliakie-Erkrankung lange Zeit sehr wählerisch aß. Die Strategien und Informationen, die sie fand, um ihrem Sohn zu helfen, teilt sie nun in ihren Workshop und Onlinekursen mit anderen Eltern. Denn viel zu oft wird Eltern wählerischer Kinder Druck gemacht, dass sich etwas ändern muss, ohne konkrete Ideen oder Tipps zu geben, die wirklich helfen, oder es wird den Eltern die Schuld am Essverhalten gegeben, was in den seltensten Fällen stimmt.

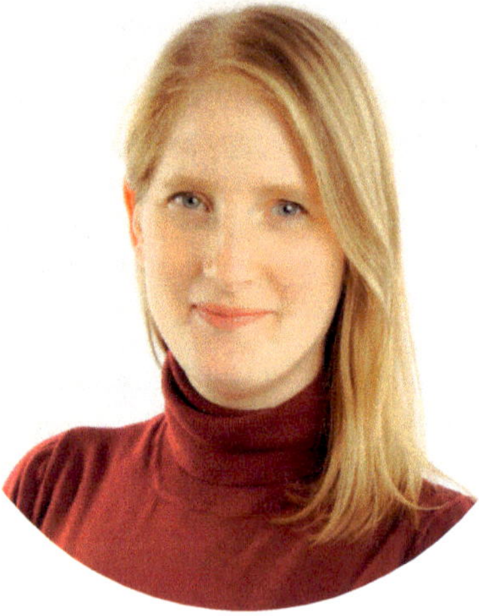

# WARUM KINDER KEIN GEMÜSE MÖGEN

## Warum mögen viele Kinder kein Gemüse?

Seien wir mal ehrlich: Gemüse steht bei den meisten Kindern nicht unbedingt auf der Hitliste der liebsten Lebensmittel. Nicht alle lehnen Gemüse kategorisch ab, aber wirklich beliebt ist es selten.

Aber woran liegt das?

Im ersten Jahr sind die meisten Kinder zur Freude ihrer Eltern noch sehr offen gegenüber vielen verschiedenen Lebensmitteln und Geschmäckern. Von Oliven bis zu Ziegenkäse sind sehr häufig auch intensive Geschmäcker sehr beliebt und die Auswahl an akzeptierten Lebensmitteln ist groß.
Auch Gemüse wird meist problemlos akzeptiert (auch wenn es natürlich auch zu diesem Zeitpunkt kleine Feinschmecker gibt, die Gemüse lieber aus dem Weg gehen wollen).

Viele Eltern hoffen, dass ihr Kind nicht wählerisch werden wird, wenn es möglichst viele verschiedene Lebensmittel im ersten Lebensjahr kennenlernt. Das ist auch nicht ganz unbegründet! Denn je größer die Liste an Lebensmitteln ist, die das Kind (sehr gut) kennt und gern isst, desto weniger wahrscheinlich wird die Liste an akzeptierten Lebensmitteln auf eine so kleine Menge zusammenschrumpfen, dass es problematisch wird.

Es lohnt sich also, die Beikostzeit zu nutzen und dem Kind eine große Auswahl an verschiedenen Lebensmitteln (wiederholt!) anzubieten, damit es diese kennenlernen und als genießbar und sicher abspeichern kann. Idealerweise darf es die Lebensmittel dabei mit vollem Körpereinsatz erkunden! Es sollte sein Essen also anfassen, zerrupfen, matschen, daran lecken und auch wieder ausspucken dürfen. All dies hilft deinem Kind, die Lebensmittel kennenzulernen und wirklich zu „begreifen".

Doch leider ist auch das kein Garant für eine Kleinkindzeit ohne „Nur Nudeln"-Phase, in der Gemüse behandelt wird als wäre es giftig. Und das hat gute Gründe.

Im zweiten Lebensjahr schrumpft die Auswahl an gern gesehenen bzw. gegessenen Lebensmitteln oftmals. Nach und nach verschwindet ein Lebensmittel nach dem anderen (oder auch viele auf einmal) von der „Mag ich"-Liste. So manches Mal wird etwas heute gegessen und schon morgen komplett verschmäht. Die Kinder werden wählerisch. Vor allem Gemüse verschwindet in dieser Phase schnell von dem Speiseplan der meisten Kinder.

Aber warum ist das so?
Die Ursache liegt (ziemlich oft) in den Instinkten unserer Kinder. Wir alle haben ziemlich fest verankerte Verhaltensweisen in uns, die unseren Vorfahren früher einmal einen Überlebensvorteil gebracht haben. Das wählerische Essen unserer Kinder gehört tatsächlich auch dazu.

Wir Menschen können, wie kaum ein anderes Lebewesen, mit einer Vielzahl an verschiedenen Lebensmitteln und Ernährungsweisen überleben. Wir sind echte „Allesfresser". Das hat uns einen großen Vorteil in unserer Entwicklung gebracht und dafür gesorgt, dass wir uns in allen Teilen der Welt ausbreiten konnten.
Egal ob in heißen Wüstengegenden oder in den kalten und kargen Gegenden Sibiriens, Menschen haben immer Dinge gefunden, von denen sie sich ernähren konnten.

Doch ein „Allesfresser" zu sein bringt auch Probleme mit sich! Denn auch wenn wir sehr vieles essen und verdauen können, so ist eben doch nicht alles essbar. Um uns also nicht versehentlich zu vergiften, weil wir uns darauf verlassen, alles essen zu können, haben sich Mechanismen und Instinkte entwickelt, die uns schützen sollen.

Besonders deutlich kann man diese Verhaltensweisen eben bei unseren Kleinkindern beobachten. Denn bei ihnen sind sie besonders notwendig!

Wenn aus Babys Kleinkinder werden, passiert Folgendes:
Als Babys waren sie in aller Regel immer in der Nähe einer erwachsenen Bezugsperson und haben gemeinsam mit dieser gegessen. Es gab also immer jemanden, der ein Auge darauf hatte, was in den Händen und im Mund des Kindes landete und so sicherstellen konnte, dass nichts Giftiges oder nicht Essbares dabei war. Große Vorsicht ist in diesem Alter also nicht notwendig und die meisten Babys sind in diesem Alter daher auch noch sehr aufgeschlossen allem gegenüber und probieren sich nach Herzenslust durch das Angebot.

Mit der Zeit werden sie aber immer autonomer und stromern sehr gerne durch die Gegend, ohne die ständige Überwachung durch Mama, Papa und Co. Zumindest war dies über große Strecken der Menschheitsgeschichte der Fall (heute lässt wahrscheinlich niemand mehr sein eineinhalbjähriges Kind unbeobachtet durch Wald und Wiesen ziehen). Bei diesen Alleingängen stoßen sie über kurz oder lang natürlich auch auf möglicherweise Essbares.

Würden Kinder in diesem Alter genauso unvoreingenommen wie als Baby alles essen, was ihnen in die Hände fällt, und jede Beere und jedes Kraut probieren, wäre ziemlich sicher schnell etwas Giftiges oder Verdorbenes dabei (gewesen).

Anders gesagt: Die Kinder, die alles gegessen haben, was ihnen begegnete (also nicht wählerisch waren), sind mit größerer Wahrscheinlichkeit nicht unsere Vorfahren geworden ...

Wenn dein Kind also plötzlich nur noch ungern Gemüse isst oder Neuem gegenüber mehr als skeptisch ist, dann soll dieses Verhalten sein Überleben sichern und ist im Grunde sehr sinnvoll!
Kleinkinder lehnen hauptsächlich die Dinge ab, die sie nicht (gut) kennen (das nennt man

auch Neophobie). Da kann eine breite (und wiederholte!) Vielfalt in der Beikostzeit natürlich einen großen Vorteil bieten und einen gewissen „Schutz“ vor einem (zu) wählerischen Verhalten mit sich bringen. Dennoch werden oft auch bekannte Lebensmittel abgelehnt. Typischerweise eben Gemüse, vor allem eher bittere Sorten wie Brokkoli oder Rosenkohl.

Das liegt daran, dass bitterer und saurer Geschmack als eine Art Warnung vom Körper verstanden wird, dass es sich um möglicherweise giftige oder verdorbene Lebensmittel handelt. Diese werden also sicherheitshalber lieber aussortiert.

Süßer Geschmack dagegen wird vom Körper generell als „sicher“ eingestuft, denn es gibt so gut wie keine süßen Gifte in der Natur. Außerdem ist süß ein Zeichen von schnell verfügbarer Energie, was gerade den schnell wachsenden Kleinkindern das Überleben sichern konnte.
Da Kohlenhydrate wie Nudeln oder Kartoffeln sich bereits beim Kauen in ihre Zuckerbestandteile zersetzen, haben diese Lebensmittel einen (eher) süßlichen Geschmack und sind damit natürlich deutlich beliebter als die mit Gemüse verfeinerte evtl. leicht bitter schmeckende Sauce oder die Brokkoli-Röschen auf dem Teller.

Es ist also wirklich sehr schlau von deinem Kind, wenn es lieber „Nudeln ohne alles“ isstanstatt einen halben Teller Brokkoli. Denn anders als bei uns Erwachsenen brauchen Kinder viel mehr an „Bausteinen“ (= Proteine) für ihren Körper, um gut wachsen zu können. Außerdem sind sie meist deutlich aktiver und unglaublich viel in Bewegung, sodass sie vergleichsweise viel „Brennstoff“ (= Kohlenhydrate) brauchen, um gut durch den Tag zu kommen.

Hinzu kommt oft, dass natürliche Lebensmittel wie Obst und Gemüse wenig „verlässlich“ sind. Die Konsistenz, der Geschmack, die Farbe: All das kann bei Obst und Gemüse großen Schwankungen unterliegen. Eine Heidelbeere kann zum Beispiel süß, sauer, bitter, fest, weich oder sogar matschig sein. Und meistens sieht man ihr von außen nicht an, wie sie schmecken wird. Ist dein Kind gegenüber bestimmten Geschmäckern oder Konsistenzen empfindlich, dann sind solche „Wundertüten“ eher nichts, was gut akzeptiert wird.

Industriell gefertigte Produkte mit einem immer gleichen Geschmack und einer sich kaum verändernden Konsistenz kommen da schon deutlich besser an. Hier weiß das Kind genau, was es erwartet.

(Übrigens mit ein Grund, warum manche Babys die fertigen Gläschen gegenüber den selbst gekochten Breien bevorzugen!)

## Warum solltest du deinem Kind überhaupt mehr Gemüse anbieten?

Gemüse ist wichtig! Das weiß eigentlich jeder, und trotzdem wird durchschnittlich meist zu wenig davon gegessen.

Gerade bei Kindern ist Gemüse aber aus den bereits genannten Gründen meist weniger beliebt.

Wenn viel Obst und Gemüse gegessen wird, hat das eindeutig Vorteile für die Ernährung. Ein hoher Gemüse- und Obstverzehr senkt laut der deutschen Gesellschaft für Ernährung (DGE) das Risiko für Bluthochdruck, koronare Herzkrankheit und Schlaganfälle.

Obst und Gemüse enthalten besonders viele Vitamine, Mineralstoffe, Ballaststoffe und sekundäre Pflanzenstoffe, gleichzeitig aber auch wenig Energie und Fett. Wer viel Obst und Gemüse verzehrt, isst verhältnismäßig weniger tierische Produkte, wodurch weniger gesättigte Fettsäuren aufgenommen werden.

Besonders viele Nährstoffe finden sich im Übrigen bei saisonalen und regionalen Sorten, da diese nicht durch lange Transportwege und Lagerung an Inhaltsstoffen verlieren. Damit du möglichst leicht saisonale und regionale Sorten auswählen kannst, habe ich für dich einen Saison-Kalender erstellt. Du kannst ihn unter **https://katharina-dreier.de/buch-bonus** kostenlos herunterladen.

Ob Bio oder nicht macht für die Nährstoffe übrigens kaum einen Unterschied!

Die enthaltenen Ballaststoffe helfen eine gesunde Verdauung aufrechtzuerhalten und sind „Futter" für die guten Darmbakterien. Ausreichend Gemüse zu essen unterstützt damit also eine regelmäßige Verdauung und den Aufbau gesunder Darmbakterien (die wiederum das Immunsystem unterstützen können!).

Hülsenfrüchte zählen ebenfalls zum Gemüse und liefern zusätzlich zu den bereits genannten Nährstoffen noch wertvolles pflanzliches Eiweiß. Oft wird diese Untergruppe von Gemüse recht „stiefmütterlich" behandelt, doch kaum eine lässt sich so leicht und vor allem gewinnbringend (was die Nährstoffe angeht) in Alltagsrezepte einbringen wie die Hülsenfrüchte.

Neben dem Eiweiß sind Hülsenfrüchte auch noch gute Lieferanten für die Vitamine B1, B6, Folat und die Mineralstoffe Eisen, Magnesium und Zink.

Die offizielle Empfehlung in Deutschland lautet fünf Portionen Obst und Gemüse zu essen, um den Bedarf an Spurenelementen, Ballaststoffen und Vitaminen zu decken. Drei davon sollten Gemüse sein, zwei Obst.

Aufgrund des enthaltenen Fruchtzuckers wird empfohlen, mehr Gemüse als Obst zu essen. Hab nun aber bitte keine Angst vor dem Fruchtzucker im Obst! Die positiven Inhaltsstoffe überwiegen hier bei weitem den möglichen negativen Effekten des Zuckers, sodass Obst nicht aufgrund des Zuckers vermieden werden sollte.

Von diesen fünf Portionen darf (nach den Regeln von „5 am Tag") eine Portion (ca. 200 ml) auch als Obst- oder Gemüsesaft verzehrt werden. Auch Tiefkühlkost und ungesüßte oder leicht gezuckerte Konserven sind in Ordnung und zählen mit zu den fünf Portionen Obst und Gemüse.

Grundsätzlich gilt:

- saisonales, frisches Obst sollte bevorzugt werden
- je vielfältiger, desto besser, sowohl was Auswahl als auch Zubereitung betrifft
- je unverarbeiteter, desto mehr

Inhaltsstoffe (Ausnahme: Tiefkühlkost hat meist den höchsten Gehalt an Inhaltsstoffen)

Eine Portion Gemüse entspricht dabei etwa einer Handvoll (bei Kindern ist das also weniger als bei Erwachsenen!):

- grobstückiges Obst: eine Handvoll = eine Portion
- zerkleinertes Obst: zwei Hände als Schale gehalten = eine Portion

Gerade bei (wählerischen) Kindern ist es aber oft gar nicht so leicht, auf die empfohlenen Mengen zu kommen! Wenn das Gemüse beim Mittagessen, die Rohkost zum Abendessen oder als Snack konsequent liegen bleiben, dann muss man oft kreativ werden, um dafür zu sorgen, dass Gemüse in den Speiseplan des Kindes eingebaut wird.

Dabei gilt grundsätzlich erst einmal: Je mehr Gemüse du anbietest, desto höher ist die Chance, dass auch Gemüse gegessen wird!
Oft ist es so, dass man immer weniger von dem anbietet, was nicht gern gegessen wird. Wir wollen schließlich satte und zufriedene Kinder!
Aber: Kein Gemüse anzubieten ist der sicherste Weg dafür zu sorgen, dass dein Kind kein Gemüse isst!

Wenn du regelmäßig verschiedenstes Gemüse anbietest, dann hilfst du deinem Kind neue Lebensmittel kennenzulernen und dein Kind lernt, dass Gemüse ein ganz normaler Teil der Ernährung ist (und dabei ist erst einmal egal, ob es das Gemüse isst oder nicht!).

Kein oder wenig Gemüse anzubieten führt dagegen sehr häufig dazu, dass dein Kind immer weniger Gemüse akzeptieren wird, denn es hat selten Kontakt dazu und kann so kein Vertrauen aufbauen, dass es sich dabei um ein sicheres (also nicht giftiges) Lebensmittel handelt.

Wenn du täglich mehrfach Gemüse auf eine Art und Weise anbietest, mit der es deinem Kind leicht fällt, es zu essen, dann wirst du staunen, wie viel mehr langfristig (!) davon gegessen wird, statt dass du dich täglich darüber ärgern musst, dass dein Kind alles Gesunde kategorisch ablehnt.

# Ist es schlimm, wenn mein Kind kein Gemüse isst?

Dass Kinder kein Gemüse mögen, ist nicht ungewöhnlich. Und es ist sogar sinnvoll (gewesen).

Ja, Gemüse trägt einen großen Teil zu einer gesunden Ernährung bei. ABER es ist in den meisten Fällen unproblematisch, wenn über einen gewissen Zeitraum kaum oder gar kein Gemüse gegessen wird. Wenn dein Kind sich altersgerecht entwickelt, genügend zunimmt und fit und aktiv ist, besteht kein Grund zur Sorge!

Sehr viele Mineralstoffe, Vitamine und auch Ballaststoffe stecken auch in anderen Lebensmitteln, sodass der Bedarf an Nährstoffen tatsächlich auch ohne Gemüse weitgehend abgedeckt sein kann. Tatsächlich gibt/gab es sogar Kulturen auf der Welt, die so gut wie kein Gemüse zu sich nehmen (hauptsächlich aufgrund der Verfügbarkeit). Dennoch können sie alle Nährstoffe über die zur Verfügung stehenden Lebensmittel abdecken, ohne dass ein Mangel entsteht.
Es ist also sehr unwahrscheinlich, dass du dir Sorgen um die Nährstoffversorgung deines Kindes machen musst, wenn es nur wenig Gemüse essen will. Vor allem wenn dein Kind Obst akzeptiert und gerne isst, kannst du entspannen. Denn (fast) alles, was sich Gutes in Gemüse findet, ist auch in Obst enthalten.

Obst enthält wie Gemüse viele Ballaststoffe, Vitamin C, Vitamin A, Vitamin K, Antioxidantien und andere sekundäre Pflanzenstoffe. Da Obst aber einen nicht unerheblichen Anteil an Zucker enthält, wird empfohlen nicht zu viel davon zu essen und, wenn möglich, mehr Gemüse als Obst zu sich zu nehmen.

Bleiben es aber übliche Mengen, kann Gemüse zeitweise gut durch Obst ersetzt werden.

| Tagesbedarf 1–4-Jährige Kinder | Enthalten in | oder |
|---|---|---|
| **Vitamin C: 20 mg** | Ca. 20 g (rohem) Brokkoli | Ca. 30 g Erdbeeren |
| **Vitamin A: 300 µg** | Ca. 20 g Karotte | Ca. 40 g Honigmelone |
| **Vitamin K: 20 µg** | Ca. 70 g Erbsen | Ca. 60 g Kiwi |

*Quelle: http://www.vitalstoff-lexikon.de/*

Da Kleinkinder einen besonders hohen Energiebedarf haben und im Vergleich mit Erwachsenen große Mengen an (guten) Fetten und Eiweiß benötigen, ist es auch nicht sinnvoll für sie, einen zu großen Anteil an wenig energiedichtem und fettarmem Gemüse zu essen.

Dennoch ist es sinnvoll (auch im Hinblick auf das spätere Leben), Kindern Gemüse näherzubringen und ihnen zu zeigen, dass auch Gemüse lecker schmecken kann!
Wichtig ist, dass man dranbleibt und geduldig immer und immer wieder Gemüse anbietet, auch wenn es (noch) nicht gegessen wird. Der Spaß und das Kennenlernen sollten dabei unbedingt im Fokus stehen und nicht das kurzfristige Ziel, dass es unbedingt gegessen wird.

Mein Tipp: Stell dir die angebotenen Lebensmittel wie Übungsmaterial vor. Es hat den Zweck, dass dein Kind das Gemüse kennenlernen, erforschen und eine gute Beziehung dazu aufbauen kann. Ich vergleiche es gern mit Papier und Stiften. Wir stellen diese unseren Kleinkindern zur Verfügung, damit sie ihre Fertigkeiten verbessern und Spaß damit haben. Wir gehen nicht davon aus, dass ein Kunstwerk dabei herauskommt. Es zählt hier nicht das Ergebnis, sondern wir sehen ganz klar, dass die „Verschwendung" von Papier und Stiften notwendig ist, um üben und lernen zu können.

Bei Gemüse (und allgemein Lebensmitteln) ist es im Grunde genauso. Auch diese sind nicht verschwendet, wenn sie nicht gegessen werden, sondern zunächst nur erforscht und kennengelernt werden. Sie erfüllen einen guten und sehr sinnvollen Zweck. Nichtsdestotrotz ist es in niemandes Sinne, große Mengen an Lebensmitteln entsorgen zu müssen, damit das Kind üben kann. Um die Verschwendung von Lebensmitteln also möglichst gering zu halten, empfehle ich immer nur kleine Mengen von den Dingen anzubieten, die dein Kind (noch) nicht mag. Dies hat zudem den Vorteil, dass dein Kind sich nicht überfordert oder eingeschüchtert fühlt von einer großen Portion Gemüse auf dem Teller. Es hat so auch eher die Chance, seine Portion aufzuessen (wenn es dies möchte) und so ein Erfolgserlebnis zu haben.

## Wann solltest du dir Sorgen machen

Wählerisches Verhalten bei Kleinkindern ist ganz normal. Tatsächlich geben bis zu 50 % aller Eltern in Umfragen an, dass ihr Kind ein „schlechter Esser" sei. Aber bei manchen Kindern steckt mehr dahinter.

Denn auch wenn wählerisch zu essen sehr verbreitet ist und es sich gut erklären lässt, warum Kinder lieber Nudeln als Brokkoli essen, gibt es natürlich auch Kinder, bei denen es über ein normales Maß hinausgeht und andere Ursachen zugrunde liegen.

Ein Anhaltspunkt dafür kann das Alter deines Kindes liefern. Beginnt das wählerische Verhalten bereits in der Beikostzeit (bevor das Kind ca. 18–24 Monate alt ist), dann gibt es in der Regel andere Ursachen als die beginnende Autonomiephase und die damit einhergehende Neophobie (= Angst vor Neuem/ Unbekanntem).

Auch wenn das Essverhalten bis nach dem 6. Geburtstag sehr wählerisch bleibt und sich keine Verbesserung zeigt, sollte genauer hingesehen werden, denn die typische entwicklungsbedingte Phase liegt zwischen dem 2. und 6. Geburtstag. Wird es danach nicht besser, können andere Ursachen dahinterstecken.

Ein weiteres Warnzeichen ist es, wenn die Auswahl an Lebensmittel, die gegessen werden, immer kleiner wird, wenn also immer mehr Lebensmittel von der „Mag ich"-Liste verschwinden, ohne dass sie durch andere Lebensmittel ersetzt werden. Vor allem wenn es eben nicht nur Gemüse ist, was verschwindet. Die Auswahl kann sich dann drastisch verkleinern, was schnell problematisch werden kann. Oft stecken hier Ursachen dahinter, die es dem Kind unmöglich machen, nach unseren Vorstellungen zu essen. Um sich selbst zu schützen, werden instinktiv (oder bewusst) immer mehr Lebensmittel „aussortiert" und der Fokus wird auf vermeintlich „sichere" Lebensmittel gelegt.

Auch wenn dein Kind sehr extrem auf ungeliebte oder neue Lebensmittel reagiert und diese kaum auf dem Tisch oder gar im Haus ertragen kann, ist das ein deutliches Zeichen, dass dies über das normale wählerische Essverhalten hinausgeht.

Wenn einer dieser Punkte auf dein Kind zutrifft, dann wird sich das wählerische Verhalten sehr wahrscheinlich nicht von selbst legen und ihr braucht gezielte Unterstützung und Strategien, um Essen wieder zu etwas Schönem zu machen, das eure Familie nicht tagtäglich belastet.

Es ist zwar gut möglich, dass die Strategien aus diesem Buch dich dennoch einen kleinen Schritt weiterbringen, doch fehlen in der Regel einige Grundlagen, die notwendig sind, damit sie greifen können. Wenn du also feststellst, dass sich auch mit den Tipps, Strategien und Rezepten aus diesem Buch nichts am Essverhalten deines Kindes ändert, dann ist das nicht deine Schuld! Gib dann nicht auf. Es ist trotzdem möglich, dein Kind wieder zu einem normalen und gesunden Essverhalten zu begleiten.

Wenn du dabei meine Unterstützung möchtest, findest du unter **https://katharina-dreier.de** weitere wertvolle Informationen und Angebote.

# KINDERN GEMÜSE SCHMACKHAFT MACHEN

## Abwechslung und Wiederholung sind der Schlüssel zum Erfolg

Was erst einmal widersprüchlich klingt, passt tatsächlich gut zusammen.
Damit Kinder Gemüse (wieder) mögen lernen, sind sowohl Abwechslung als auch Wiederholung nötig.

Denn richtige Vorlieben für bestimmte Geschmäcker und Lebensmittel können sich nur entwickeln, wenn man etwas häufiger probiert. Der sogenannte „Mere-Exposure-Effekt" sorgt dafür, dass wir Dinge positiver bewerten, zu denen wir häufiger Kontakt haben.

Wir essen also Dinge lieber, die wir gut kennen und bei denen wir häufiger gesehen haben, wie andere sie essen. Das ergibt Sinn, denn wenn man andere Menschen etwas immer wieder essen sieht, ohne dass es negative Folgen für diese hat, dann wird das Lebensmittel eher als sicher abgespeichert.

Neuen, unbekannten Geschmäckern stehen wir und vor allem unsere Kinder oft erst einmal skeptisch gegenüber. Damit Kinder Neues akzeptieren, sind teilweise über 20 Kontakte nötig (und das noch bevor überhaupt probiert wurde)! Hier heißt es also dranbleiben und (ohne Druck!) immer wieder anbieten. Neue Lebensmittel kann man am besten immer in Kombination mit gut akzeptierten Lebensmitteln anbieten, das erhöht die Akzeptanz und Bereitschaft, sie zu probieren, deutlich.

Der Gegenspieler des Mere-Exposure-Effekts ist die sogenannte „spezifisch-sensorische Sättigung". Sie sorgt für die Entwicklung von Abneigungen und wirkt einer zu einseitigen Ernährung entgegen. Eine zu häufige Wiederholung gleicher sensorischer Geschmacksempfindungen lässt uns diese also eher ablehnen.

Vielleicht hast du diesen Effekt schon einmal selbst bei dir erlebt. Man hat eine Zeit lang etwas, das man sehr gerne isst. Aber wenn man es übertreibt, kann man dieses Lebensmittel oder Gericht bald nicht mehr sehen (manchmal sogar ein Leben lang).
Dieser Mechanismus wirkt bei Kindern verzögert und so können Kinder sich problemlos über Wochen vom Lieblingsessen ernähren, ohne dass sie diesem überdrüssig werden.

Warum ist Abwechslung dann auch bei Kindern so wichtig?
Je abwechslungsreicher du ein bestimmtes (unbeliebtes) Gemüse anbietest, desto eher wirst du irgendwann den Geschmack deines Kindes treffen. Wechsel also immer wieder zwischen verschiedenen Zubereitungsarten, Gewürzen, Kombinationen, Temperaturen etc.

So hat dein Kind wiederholt Kontakt zu dem Gemüse (ohne dass es diesem zu schnell überdrüssig wirst) und es besteht eine viel größere Wahrscheinlichkeit, dass du eine Variante findest, in der es deinem Kind schmeckt.
Wichtig zu wissen: Abneigungen und Präferenzen entwickeln sich auch durch das Beobachten anderer. Beobachte also mal bei dir selbst, wie du isst und wie du auf neue Lebensmittel oder Gerichte reagierst!

Denn Kinder lernen zum größten Teil durch Nachahmung.
Egal, was du sagst: Das, was du tust, hat einen viel größeren Einfluss auf dein Kind. Selbst regelmäßig und abwechslungsreich Gemüse zu essen ist also unerlässlich, wenn du dir dies auch von deinem Kind wünschst.

## Dos and Dont's, um Gemüse schmackhaft zu machen

### WAS DU VERMEIDEN SOLLTEST

*Gemüse „verstecken“*

Jedes Mehr an Gemüse ist ein Plus. Soviel steht fest.
Gemüse aber immer nur in Muffins, Waffeln oder Tomatensauce zu verstecken und dem Kind so unterzujubeln hat entscheidende Nachteile. Zum einen lernt dein Kind auf diese Weise, dass es super ist, ganz viele Muffins, Waffeln und Co zu essen. Andererseits hat es so gut wie keinen Kontakt zum gegessenen Gemüse, wenn es nur untergejubelt wird.

Fürs Kennenlernen und Akzeptieren auf lange Sicht ist es aber unumgänglich, dass dein Kind weiß, dass es dieses Gemüse isst und dass es das Gemüse sehen, riechen und schmecken kann, damit es sich daran gewöhnt.

Auch aus diesem Grund ist es wichtig, Gemüse nicht im Essen zu „verstecken“, damit dein Kind es isst. Es lernt auf diese Weise nicht das Gemüse kennen und auch nicht, ihm zu vertrauen. Obendrein kann ein absichtliches Verstecken (und vor dem Kind Verheimlichen) dazu führen, dass dein Kind seine Lebensmittelauswahl noch weiter einschränkt, aus Angst Dinge essen zu müssen, die es nicht mag!

Denn wenn es merkt, dass in der geliebten Tomatensauce Dinge drin sind, die es nie essen wollen würde, wird es anfangen auch alles andere zu hinterfragen. Wo ist noch was versteckt, das ich nicht mag? Wie kann ich sichergehen nichts essen zu müssen, was ich nicht will?

Vertrauen ist ein ganz entscheidender Faktor, wenn dein Kind sich Neuem gegenüber öffnen soll. Verspiele dieses also nicht für den kurzfristigen Benefit von etwas mehr Gemüse im Essen. Konzentriere dich lieber auf das langfristige Ziel, baue die Beziehung deines Kindes zu den Lebensmitteln auf und sorge dafür, dass es von ganz allein Lust bekommt sie zu probieren.

Das heißt nicht, dass du nichts anbieten kannst oder sollst, in dem das Gemüse „verschwindet". Ganz im Gegenteil! Solche Gerichte sind ein guter erster Start und können auf lange Sicht helfen, dass das Gemüse auch „pur" irgendwann akzeptiert wird.

Achte aber bei Rezepten, in denen das Gemüse nicht unbedingt sichtbar ist, darauf, dass dein Kind involviert ist. Lass es das Gemüse aussuchen, kleinschneiden oder hinzufügen. So hat es viel mehr Kontakt zu dem Gemüse.

Es sollte zumindest immer wissen, dass und welches Gemüse sich im Essen befindet.

### *„Extrawurst" fürs Kind*

Wenn Kinder Dinge immer und immer wieder ablehnen, dann passiert es nicht selten, dass man anfängt diese Dinge entweder gar nicht mehr anzubieten oder aber für das Kind ein „Extra-Essen" zu kochen. Allerdings kann dieses an sich gut gemeinte Verhalten in einer Art Teufelskreis enden.

Denn zum einen lernt dein Kind so, dass es „extra" Essen braucht. Es bekommt das Gefühl, das „normale" Essen sei nicht für es geeignet. Und so passiert es schnell, dass es alles andere außer sein „Extra-Essen" gar nicht erst als Option für sich betrachtet. Das ist ja für die anderen.

Wenn du deinem Kind weniger Gemüse anbietest, hat es zudem weniger Kontakt dazu. Doch wie wir wissen, ist wiederholter Kontakt zwingend nötig, damit es irgendwann gerne Gemüse isst. Steht Gemüse „für die anderen" auf dem Tisch, wird dein Kind viel weniger Kontakt dazu haben (außer du förderst ihn gezielt, aber dazu kommen wir später).

Probierst du es vielleicht immer erst mit dem normalen Familienessen und machst dann etwas extra, wenn dein Kind dieses abgelehnt hat?

Dann hast du zusätzlich noch das Problem, dass dein Kind immer wieder lernt, dass es durch Ablehnen der Familienmahlzeit etwas bekommt, was es lieber essen will. Das Extra-Kochen wirkt also wie eine positive Verstärkung für das Ablehnen des Essens.

Auch wenn dein Kind noch klein ist und dich ganz sicher nicht „ausspielen" oder austricksen möchte, wird dieses unbewusste Verstärken sein Verhalten in eine bestimmte Richtung leiten. Und das ist nicht die Richtung, die du dir wünschst!
Aber was kannst du stattdessen tun?

Wie kannst du dafür sorgen, dass dein Kind alles auf dem Tisch als Option für sich sieht, Kontakt zu unbeliebten Lebensmitteln hat und trotzdem isst und satt wird?
Dafür überlegst du dir, was du gerne essen möchtest (egal was das ist und ob dein Kind das mag) und fügst ein oder zwei Komponenten hinzu, die dein Kind gerne isst. Mach das so, dass es ein Teil der Mahlzeit wird und auch diese Komponenten für alle da sind, nicht nur für dein Kind.

Auf diese Weise kannst du sichergehen, dass dein Kind etwas in der Familienmahlzeit findet, was es essen kann, aber alles auf dem Tisch für alle da ist.

Ein Beispiel:
Du möchtest gerne Chili con Carne essen, dein Kind isst das aber auf keinen Fall (gemischtes Essen ist für viele Kinder schwieriger!). Normalerweise würdest du nun deinem Kind ein Käsebrot machen, damit es etwas isst. Versuch es doch stattdessen so: Es gibt Brotstücke und geriebenen Käse FÜR ALLE auf dem Tisch zum Chili dazu. So gibt es kein „Extra-Essen" für dein Kind und es bleiben alle Optionen offen. Und dennoch wird dein Kind satt, weil es Brot und Käse essen kann.

### *Kein Druck!*

Geschmacksvorlieben sind sehr stabil und halten oft ein Leben lang. Es ist also wirklich wichtig, dass du dein Kind schon früh an ein gesundes Essverhalten heranführst.

Aber Druck, Zwang und Verbote wirken sich negativ auf die Entwicklung gesunder Essgewohnheiten aus, und auch eine angespannte Atmosphäre oder Streitgespräche haben am Esstisch nichts zu suchen.

Die Gefühle, die ein Kind beim Essen hat, werden im Gehirn direkt mit dem Geschmack verknüpft abgespeichert. Das funktioniert mit positiven Gefühlen – deshalb schmeckt das Essen von Oma oft besonders lecker – aber leider auch mit negativen.

Wenn also z. B. Gemüse immer und immer wieder Streitthema am Esstisch ist, wird dein Kind diese Lebensmittel erst recht als negativ abspeichern und möglicherweise sein Leben lang Schwierigkeiten haben dieses zu essen.
Fühlt sich dein Kind zum Probieren ungeliebter Speisen gedrängt, dann begibt es sich zudem oft in einen „Verteidigungsmodus" und wird sicherheitshalber noch vorsichtiger und wählerischer essen. Es schadet zudem der Beziehung zwischen Eltern und Kind und das Kind verliert das Vertrauen, nichts essen zu müssen, was ihm nicht gut tut.

Verbote (von zum Beispiel Süßigkeiten) sind ebenfalls nicht zielführend. Denn Kinder essen am liebsten das, wovor am Eindringlichsten gewarnt wird und was am stärksten verknappt wird. Die Nachspeise zu verbieten, weil der ungeliebte Brokkoli nicht aufgegessen wurde, ist also ein denkbar schlechter Weg, sein Kind vom grünen Gemüse zu überzeugen. Nicht nur, dass die Nachspeise dadurch einen ungleich größeren Reiz bekommt, das Gemüse wird gleichzeitig automatisch abgewertet, weil es das „schlechte" ist, durch das man erst durch muss, um an die guten Sachen zu kommen.

Und wenn wir mal ehrlich sind: Es sind nie einzelne Lebensmittel, die (un-)gesund sind, sondern auf die Gesamtauswahl kommt es an. Es ist genauso ungesund sich ausschließlich von Brokkoli zu ernähren wie von Pommes.

Bei einem ausgewogenen Essverhalten ist immer auch Platz für vermeintlich ungesunde Lebensmittel. Wir sollten uns mehr auf das konzentrieren, was wir uns wünschen, statt auf das, was wir vermindern wollen.

Statt also dein Kind zu einer gesunden Ernährung zu drängen,

solltest du sie selbst vorleben und dem Kind eine gesunde Lebensmittelauswahl zur Verfügung stellen.
Das Essen gemeinsam zuzubereiten und gemeinsam in einer angenehmen Atmosphäre zu essen hat dabei einen viel hören Nutzen für die Entwicklung von gesunden Essgewohnheiten, als es über die Erziehung mit Druck auf das Kind zu versuchen.

### *„Komm probier mal, das ist gesund!"*

Das Essen „verkaufen" zu wollen und mit positiven Eigenschaften zu locken steckt tief in uns drin.
Doch hilft das wirklich?

Die meisten Kinder können zielsicher „gesunde" und „ungesunde" Lebensmittel voneinander unterscheiden. Doch das führt in der Regel nicht dazu, dass sie ungesundes automatisch lieber essen wollen.

Es liegt in der Regel nicht an einem fehlenden Ernährungswissen, dass Kinder Gemüse ablehnen, beziehungsweise dieses hilft kaum, um Kinder zu beeinflussen. Tatsächlich ist es sogar eher umgekehrt.

Kinder lernen schnell, dass vieles, was von Erwachsenen als „gesund" bezeichnet wird, ihnen eher weniger schmeckt (weil bitter, sauer oder sehr energiearm). Das prägt! Bezeichnest du dann Dinge als gesund, kann es sein, dass dein Kind sie ablehnt, ohne überhaupt zu probieren.
Darüber hinaus kann gerade bei empfindsamen und generell eher wählerischen Kindern ein solches „Verkaufen" auch Druck ausüben – und zwar nicht zu wenig!

Zudem sind die langfristigen positiven wie negativen Effekte, die bestimmte Ernährungsweisen haben können, für Kinder gar nicht greifbar. Sie können nicht selbst erleben, dass zu viel Süßes zu Zahnschmerzen führt oder dick macht. Die Zeiträume, über die die Folgen entstehen, sind für Kinder schlichtweg nicht überschaubar und somit nicht zu verstehen.

Versuche also dem Drang zu widerstehen Lebensmittel in gesund und ungesund einzuteilen und dein Kind mit der positiven Wirkung auf den Körper zu überzeugen.

## WAS DEIN KIND STATTDESSEN BRAUCHT, UM GERNE UND FREIWILLIG GEMÜSE ZU ESSEN:

*Vorbilder:*
Kinder lernen durch Nachahmen. Und zwar äußerst effektiv! Nichts, das du sagst, könnte jemals so einen Effekt auf dein Kind haben wie das, was du tust. Hier ist also der Moment gekommen, dich an die eigene Nase zu fassen (sorry, muss leider sein). Schau dir dein eigenes Essverhalten an.
Wie viel Gemüse isst du? Wie abwechslungsreich isst du? Wie sprichst du übers Essen (wenn du denkst dein Kind hört nicht zu)?

Falls du bisher eher nicht so der gemüsebegeisterte Mensch bist, dann soll das natürlich nicht heißen, dass du ab sofort gute Miene zum „bösen Spiel" machen musst und dir das Gemüse irgendwie runterzwingst.
Erst recht nicht, wenn du dabei versuchst das Ganze mit übertriebenen Lobpreisungen auf das Gemüse zu überspielen.

So funktioniert das leider nicht, denn Kinder haben feine Antennen! Versuch also am besten gar nicht, sie mit deiner Schauspielkunst zu „betuppen".

Du kannst die Strategien und Tipps aus diesem Buch gemeinsam mit deinem Kind nutzen, um selbst mehr Gemüse mögen zu lernen. Sei ehrlich zu deinem Kind und sag ihm, dass ihr gemeinsam Neues lernen wollt.

Beim Essen kannst du die Lebensmittel möglichst objektiv beschreiben, statt dich übertrieben positiv dazu zu äußern. Das hilft deinem Kind, sie einzuordnen und entscheiden zu können, ob es diese essen möchte, und du musst nicht so tun, als würde dir etwas schmecken, obwohl es nicht stimmt.
Beschreibe dabei die Farben, Textur, Geschmack, Konsistenz und was dir sonst noch auffällt.

*Sicherheit und Vertrauen:*
Damit dein (wählerisches) Kind sich überhaupt darauf einlassen kann, etwas Neues zu probieren, muss es sich sicher fühlen. Wenn dein Kind Druck spürt oder fürchtet, etwas essen zu müssen, das es

nicht essen will, dann wird es sich wie eine Schnecke ins Schneckenhaus zurückziehen.

Du hast dann keine Chance, an dein Kind heranzukommen – egal wie sehr du es auch versuchst. Erst wenn dein Kind sich wieder sicher fühlt, wenn es dir und der Situation vertraut, dass seine Grenzen gewahrt werden (siehe Kapitel: Was entscheidest du – und was dein Kind), dann wird es sich trauen und wieder einen Schritt auf bestimmte Lebensmittel zugehen können.
Es ist also wirklich wichtig und absolut essenziell, dass dein Kind weiß UND darauf vertrauen kann, dass es NICHTS essen muss, was es nicht essen will! Auch deshalb ist es nicht sinnvoll, unbeliebtes wie Gemüse im Essen zu verstecken, um es doch irgendwie ins Kind zu bekommen, obwohl es das eigentlich nicht will.

Achte also darauf, dass bei jeder Mahlzeit etwas dabei ist, das dein Kind gerne isst und an dem es sich satt essen kann, damit es keine Angst haben muss, hungrig zu bleiben und sich auch nicht gedrängt fühlt etwas zu essen, das es nicht essen will.

Langfristig wird es deinem Kind helfen, sich Neuem zu öffnen.

Sorge außerdem dafür, dass dein Kind immer weiß, was sich im Essen befindet, vor allem wenn Gemüse und Co nicht direkt sichtbar sind. Warte nicht, bis dein Kind fragt oder es beim Essen bemerkt! Dein Kind muss dir zu 100 % vertrauen können, dass du ihm nichts unterjubeln wirst, was es nicht essen will.

***Neugierde:***
Damit dein Kind freiwillig und gerne mehr Gemüse probiert, muss es Interesse daran haben. Bei Kindern schafft man das am einfachsten, indem man Neugierde weckt.

Dies kannst du zum Beispiel dadurch erreichen, dass du das Gemüse auf eine neue Art zubereitest oder präsentierst (Ideen dazu findest du im nächsten Kapitel!), oder aber auch durch aktivierende Fragen, die neugierig machen.

Achte dabei darauf offene Fragen zu stellen, ohne eine konkrete Handlung von deinem Kind zu erwarten. Stelle zum Beispiel DIR Fragen und warte ab, ob dein Kind Lust bekommt auch eine Antwort darauf zu finden.

Beispiele:
„Ich frage mich, was süßer schmeckt, die Karotte oder die Kartoffel / die gelbe oder die rote Paprika."

„... was wohl härter durchzubeißen ist."

„... wie viele Gurkenscheiben ich wohl zu einem Turm stapeln kann."

„Was denkst du, wie schmeckt diese Tomate? Süß oder sauer?"

Erforscht so gemeinsam verschiedenste Lebensmittel, wie sie aussehen, riechen, sich anfühlen oder auch anhören, wenn man darauf beißt.

***Kontakt, Kontakt, Kontakt:***
Wie in den vorhergehenden Kapiteln schon erwähnt, ist ein wiederholter Kontakt besonders wichtig, damit dein Kind Gemüse (oder andere Lebensmittel) mögen lernt. Es aber nur auf den Tisch zu stellen und das Beste zu hoffen, reicht meist nicht aus!

Kinder durchlaufen beim Kennenlernen neuer Lebensmittel meist bestimmte Phasen. Sie beginnen damit, das Lebensmittel höchstens anzuschauen (manche ignorieren es zunächst auch oder lehnen es komplett ab – auch das ist normal!).

Über das Anfassen, Erkunden, daran Riechen und Lecken bis zum vorsichtigen Probieren erkunden Kinder in ihrem eigenen Tempo ein neues Lebensmittel und versuchen einzuschätzen ob es „sicher" ist, also weder giftig, gefährlich oder auch einfach nur „eklig". Mit jedem Schritt lernen sie dabei neues über das Lebensmittel und können besser einschätzen, ob sie es probieren möchten oder nicht. Das läuft nicht (immer) bewusst ab, sondern ist ein ganz normales und instinktives Verhalten (das auch wir Erwachsenen an den Tag legen, wenn wir etwas essen sollen, das wir nicht kennen und einschätzen können).

Nicht immer vergeht dabei viel Zeit zwischen den einzelnen Schritten, bei leichter annehmbaren Speisen kann das auch mal sehr schnell gehen. Manchmal dauert es aber auch Wochen, bis ein Kind von einer Phase in die Nächste wechselt. Auch das ist okay und kein Grund zur Sorge (auch wenn es ein Hinweis sein kann, dass hier nicht nur die normale Entwicklungsphase hinter dem Essverhalten steckt).

Manchmal gehen Kinder diese Schritte allerdings auch nicht freiwillig und aus eigenem Antrieb. Gerade Kinder, die recht wählerisch sind, brauchen manchmal einen Anreiz, um sich mit einem neuen Lebensmittel überhaupt erst zu beschäftigen. So einen Anreiz kann man hervorragend über spielerische Aktivitäten schaffen, die dem Kind helfen die nächste Phase beim Erkunden und Kennenlernen zu erreichen.

Spiele zu nutzen ist dabei ein mächtiges Werkzeug, denn Kinder lieben es zu spielen und lernen darüber die ganze Welt kennen. Es fördert somit automatisch das Interesse deines Kindes an dem Lebensmittel, ohne dass der Druck besteht, unbedingt (viel) davon essen zu müssen. Dein Kind kann das Lebensmittel ganz in seinem Tempo erforschen und kennenlernen und den nächsten Schritt gehen, wenn es selbst soweit ist.

Je nach Alter und Interessen deines Kindes können diese Aktivitäten natürlich ganz unterschiedlich aussehen. Wichtig ist, dass du zunächst beobachtest, in welcher Phase sich dein Kind mit dem bestimmten Lebensmittel gerade befindet. Fasst es das Lebensmittel nur an, steckt es aber nicht in den Mund? Oder ist selbst anschauen eher zu viel? Je nach Phase kannst du dann gezielt versuchen eine Aktivität zu finden, die es deinem Kind erleichtert die nächste Phase zu erreichen.

So kannst du die einzelnen Phasen zum Beispiel unterstützen:

Anschauen: Lest Bücher mit dem Lebensmittel oder malt ein Bild davon.

Anfassen: Nutzt das Lebensmittel

als Stempel/Pinsel, lass das Kind Lebensmittel nach Farbe, Form oder Größe sortieren etc.

Riechen: Macht einen Riech-Wettbewerb (wer errät die meisten Lebensmittel) oder werdet zu Lebensmittel-Forschern und untersucht, ob z. B. rote Paprika anders riecht als gelbe.

Schmecken: Macht zusammen ein Zähl-Experiment und probiert aus, wie oft man kauen muss, um verschiedene Lebensmittel zu zerkleinern. Oder wählt verschiedene Lebensmittel aus und findet heraus, welches man am stärksten kauen muss und welches am wenigsten.

Wichtig dabei: Bau keinen Druck auf! Alles sollte freiwillig passieren und ohne dass dein Kind sich gedrängt fühlt. Geh am besten mit gutem Beispiel voran und mach vor, was du von ihm möchtest.

## Wie baust du einfach und schnell mehr Gemüse ein, sodass es auch gegessen wird?

Damit dein Kind mehr Gemüse isst und du es einfach und schnell in eure Ernährung einbauen kannst, gib es einige „Tricks“, die du nutzen kannst. Dazu gehören sowohl die Zubereitung als auch die „Präsentation“ des Ganzen – denn das Auge isst ja bekanntlich mit!

Gerade bei eher wählerischen Kindern kann es helfen, das Gemüse auf bestimmte Art und Weise zuzubereiten, damit es besser akzeptiert wird.

### GESCHMACK

- Nutze anfangs Gemüse, das süßlich schmeckt (vorausgesetzt dein Kind mag süße Dinge!) oder einen neutralen Geschmack hat (z. B. Karotten, Kürbis, Süßkartoffel, Blumenkohl, Zucchini etc.). Diese werden in der Regel besser akzeptiert als bittere

Sorten wie Brokkoli oder Rosenkohl.

- Kombiniere das Gemüse mit bekannten und beliebten Gerichten bzw. Geschmäckern, die dein Kind bereits gern isst und gut akzeptiert. Sei dabei ruhig kreativ! Gemüse lässt sich mit viel mehr Gerichten kombinieren, als man oft glaubt.

- Nutze Dinge wie Gewürze, Öl, Käse etc., um es wirklich lecker zu machen! Auch Gemüse darf lecker schmecken. Guter Geschmack ist ein Vorteil und kein Nachteil. Natürlich musst du damit nicht übertreiben. Auf lange Sicht kann so ein Ansatz aber lohnen und wenn ein Gemüse so erst einmal gut akzeptiert wird, kann man oft nach und nach auch ohne diese „Geschmacksverstärker" auskommen.

- Biete es immer wieder neu in verschiedenen Gerichten an. Manchmal schmeckt es auf eine andere Art zubereitet plötzlich doch, und von dort aus kann man sich nach und nach auch andere Zubereitungsarten erarbeiten.

- Gib nicht zu schnell auf, es ist normal, dass Neues viele Male probiert werden muss, bevor es gegessen wird. Etwas acht Mal probieren, bevor es gemocht wird, ist völlig normal, bei manchen Kindern kann es auch zwanzig Mal oder häufiger notwendig sein.

## ZUBEREITUNGSART

Wie du das Gemüse zubereitest, kann für ein wählerisches Kind einen riesigen Unterschied machen. Damit es deinem Kind möglichst leicht fällt das Gemüse zumindest zu probieren, kannst du folgende Tipps berücksichtigen:

- dünn geschnitten: Wenn das Gemüse ganz flach und dünn geschnitten ist (zum Beispiel mit einem Gemüsehobel), dann muss das Kind weniger Substanz kauen. Für viele wählerische Kinder ist es auf diese Weise viel leichter zu akzeptieren.

klein gewürfelt oder püriert: Das Gleiche gilt auch, wenn das Gemüse stark zerkleinert ist. Auch hier ist es leichter zu kauen und wirkt weniger beängstigend.

- knusprig gebraten/gebacken: Von vielen Kindern wird Knuspriges deutlich besser akzeptiert (gilt aber nicht immer). Durch das Knusprige bekommt dein Kind viel sensorisches Feedback und es schmeckt weniger intensiv. Außerdem ist die Konsistenz verlässlicher und nicht so eine „Überraschungstüte" wie gekochtes Gemüse.

- paniert: Kinder lieben Paniertes! Oft ist diese Zubereitungsart bereits bekannt und beliebt und wird so leichter akzeptiert. Außerdem überdeckt die Panade zum Teil den Geschmack und macht auch wieder die Konsistenz verlässlicher. Das kann ein gutes Hilfsmittel sein, um das Gemüse überhaupt erst einmal etablieren zu können!

- gefroren/roh: Je nachdem was dein Kind gut akzeptiert, kannst du auch mit anderen Temperaturen und Zubereitung experimentieren. Wenn gekochtes Gemüse schwierig ist, kannst du es mal mit gefrorenem oder rohem Gemüse versuchen. Dies schmeckt weniger intensiv und hat eine eher gleichbleibende, verlässlichere Konsistenz und wird so oft besser akzeptiert.

## PRÄSENTATION

Durch eine neue, überraschende oder einfach spaßige Präsentation lässt sich oft auf ganz einfache und schnelle Weise erreichen, dass Kinder Gemüse gegenüber aufgeschlossener sind, anstatt es von vornherein mit „Igitt, das mag ich nicht!" abzulehnen.

Dafür muss man nicht gleich Pinterest-würdige Bilder aus Rohkost legen, sondern kann sich ganz einfacher „Tricks" bedienen.

Als Inspiration habe ich einige Beispiele für dich:

- Essen im Glas oder Becher: Statt auf einem Teller kannst du das

Essen einfach einmal in einem Glas oder Becher servieren. Das sieht lustig aus und durchbricht „Routinen“ und eingefahrene Muster.

- Strohhalme für Smoothies oder Saucen: Saucen, Suppen und Smoothies lassen sich mit witzigen Strohhalmen aufpeppen und interessanter machen. So weckst du Interesse bei deinem Kind und förderst die Interaktion mit dem Lebensmittel/Gericht.

- Essen in Muffinformen: Klingt ein bisschen verrückt, aber ein großes Muffinblech mit seinen 12 Mulden ist eine super Art, ein kleines „Rohkost-Buffet“ inklusive leckeren Dips auf den Tisch zu bringen. Verrückt ist in dem Fall nämlich genau das, was wir wollen! Diese neue Art das Essen auf dem Tisch zu präsentieren weckt die Neugierde deines Kindes, denn sie sieht lustig aus und macht so gleich doppelt so viel Spaß beim Essen. Alternativ können auch bunte Muffinförmchen aus Silikon eine tolle Möglichkeit sein, Dinge anzubieten und sie so in ein „neues Licht“ zu rücken.

- Zahnstocher oder bunte Piekser: Bunte Obst- und Gemüsespieße sehen toll aus und wirken auf Kinder oft deutlich appetitlicher als das gleiche Essen mehr oder weniger „lieblos“ auf einem Teller angerichtet zu sehen. Außerdem macht es den meisten Kindern Spaß, die Spieße anzurichten (und es fördert gleichzeitig die Interaktion, selbst wenn es nicht gegessen wird!)

- Lustige Teller, Gabeln, Becher etc.: Es gibt mittlerweile einen Haufen toller Produkte, die das Interesse von Kindern am Essen fördern sollen. Von Lego-Tellern über Bagger-Gabeln bis zu Monster-Löffeln ist da jede Menge dabei. Dosiert eingesetzt kann so ein Utensil das Essen spannend und damit einladend für dein Kind gestalten. Aber Achtung, der Effekt kann sich schnell abnutzen, wenn die Utensilien bei jedem Essen dabei sind!

- Keksausstecher: Mit Ausstechern kann man nicht nur hübsche Kekse backen, sondern auch aus Gemüse hübsche Formen zaubern. So eine Gurken-Blume oder Karotten-Sterne schmecken gleich doppelt so gut! Pro-Tipp: Falls das Essen trotz hübscher Formen noch schwerfällt, probiere doch mal ein kleines „Gemüse-Puzzle" anzubieten. Dazu stichst du aus Gemüsescheiben Formen aus und legst sowohl Rand als auch ausgestochene Form auf den Teller. Dein Kind darf nun die richtigen Teile wieder zusammen puzzeln. Noch besser ist es, wenn du das „Puzzle" mit deinem Kind gemeinsam herstellst und es selbst ausstechen lässt.

Solche Interaktionen und Spiele fördern aktiv die positiven Assoziationen mit dem Gemüse und sorgen langfristig dafür, dass es lieber probiert und gegessen wird.

## „ICH KANN DAS SCHON ALLEINE!"

Die meisten Kinder, die Gemüse konsequent ablehnen, stecken gerade mitten in der Autonomiephase. Sie stecken also in einer Lebensphase, in der sie merken, dass sie Dinge selbst bestimmen können und wollen dies natürlich auch vermehrt tun wollen – und das wirkt sich auch aufs Essen aus.

Oft verlangen wir den ganzen Tag über sehr viel Kooperation von unseren Kindern. Sie haben wenig Gelegenheit, ihre Selbstbestimmung zu nutzen und irgendwann bricht es dann wegen einer vermeintlichen Kleinigkeit (z. B. welche Farbe der Becher hat oder eben was gegessen wird) aus ihnen heraus und sie wollen UNBEDINGT ihre Selbstbestimmung nutzen.

Kinder in der Autonomiephase wollen vor allem eins: Selber machen und mitbestimmen! Das kann sehr anstrengend sein, aber du kannst dir dieses Bedürfnis auch zunutze machen.

Um deinem Kind die Möglichkeit zu geben, sein Autonomiebedürfnis zu stillen, kannst du ihm vor und beim Essen gezielt Auswahlmöglichkeiten geben. Lass dein Kind kleine, einfache Dinge entscheiden, damit es sein Autonomiebedürfnis nicht beim Essen selbst stillen muss.

So kannst du zum Beispiel fragen:

„Willst du diesen Löffel oder den da?"
„Möchtest du eine Gabel oder einen Löffel dazu?"
„Lieber eine Schale oder einen Teller?"
„Möchtest du einen Apfel oder eine Birne zu deinem Snack dazu?"

Hast du weitere Ideen? Notiere sie dir am besten gleich!

Du füllst damit quasi seinen „Kooperationsbereitschafts-Tank" wieder auf und es wird weniger wahrscheinlich Dinge ablehnen, um sein Autonomiebedürfnis zu stillen.

## Noch 3 Tipps, um dein Kind mehr mit einzubeziehen:

1. Nimm dein Kind mit zum Einkaufen und lass es selbst neue oder auch bekannte Gemüsesorten aussuchen, abwiegen und einpacken. Je mehr Selbstbestimmung dein Kind erfährt, desto eher ist es geneigt, das Gemüse auch zu essen.

2. Lass dein Kind beim Zubereiten und Kochen helfen! Auch hier ist jeder Kontakt zu Gemüse von Vorteil und dein Kind sieht zudem, was genau im Essen steckt, und muss keine Angst haben etwas zu essen, was es nicht möchte.

3. Lass dein Kind selbst entscheiden, ob und wie viel es essen möchte! Auch wenn du viel Hoffnung in die Tipps und neuen Zubereitungsideen steckst, lass dein Kind seine Verantwortung für seinen Körper übernehmen. Es sollte immer selbst entscheiden dürfen, ob und wie viel es isst, von dem was du anbietest.

## Was entscheidest du – und was dein Kind?

Wenn ein Kind nur wenig oder sehr ausgewählt isst, lassen Eltern es oft essen, wann immer es möchte, geben ihm was immer es essen will oder kochen vielleicht extra Dinge von denen sie wissen, dass es sie mag. Bis es jeden Tag nur noch „Nudeln ohne alles“ gibt.

Es kann auch passieren, dass die Eltern in ihrer Verzweiflung diverse Methoden anwenden, um das Kind irgendwie dazu zu bewegen etwas zu essen. Da werden Löffel zu Flugzeugen, es wird mit dem Handy abgelenkt, mit Nachtisch bestochen oder zum Probieren gedrängt.

Doch all das überschreitet die Grenzen der Verantwortung, die die Eltern und das Kind beim Essen haben. So sehr, dass die Rollen manchmal komplett vertauscht werden.

Die beste Rollenverteilung, gerade – aber nicht nur – für wählerische Kinder, sieht folgendermaßen aus:

Die Eltern sollten die Verantwortung über das Essen bzw. die Mahlzeiten haben.

Die Eltern bestimmen also:

- was wird gegessen
- wann wird gegessen
- und wo wird gegessen

Dadurch, dass die Eltern bestimmen, was an Lebensmitteln für die jeweilige Mahlzeit zur Verfügung steht, können sie für ein ausgewogenes und abwechslungsreiches Angebot sorgen. Durch angemessene Essenspausen wird die Verdauung gefördert und Zahnschäden vorgebeugt. Zudem sorgt es für ein besseres Gefühl für Hunger und Sättigung beim Kind, wenn nicht dauernd Kleinigkeiten gegessen werden.

Eltern bestimmen, wo gegessen wird, damit das Essen sicher bleibt. Sie sorgen damit dafür, dass das Kind in einer angemessenen und ruhigen Umgebung isst, ohne zu sehr abgelenkt zu werden. Sie achten auch darauf, dass nicht beim Herumlaufen gegessen wird, was ein großes Risiko für Verschlucken birgt.

Natürlich sollten die Eltern dabei die Bedürfnisse ihres Kindes im Blick behalten! Nur noch anzubieten, was das Kind nicht mag, ist nicht sinnvoll!

Kinder dagegen sollten die Verantwortung über ihren Körper haben.

Und so sollten sie selbst bestimmen dürfen:

- ob sie etwas essen
- was sie essen, von dem was angeboten wurde
- wie viel sie essen

Dies sorgt dafür, dass das Körpergefühl der Kinder am besten erhalten bleibt bzw. sich überhaupt erst ausprägen kann, und dafür, dass die Kinder sich sicher fühlen beim Essen und in ihrem Tempo neue Lebensmittel erkunden können.
Behalte diese Verteilung der Entscheidungsgewalt immer im Hinterkopf und frage dich, ob du in deinem Bereich der Verantwortung bleibst, wenn du etwas tust.

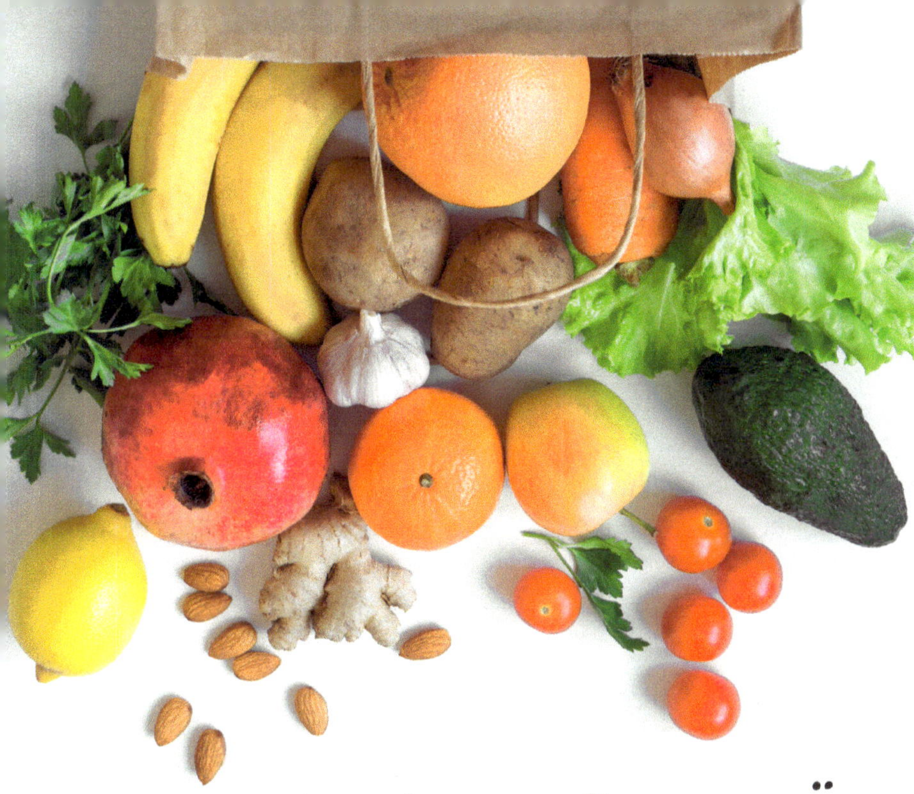

# IDEEN UND REZEPTE FÜR MEHR GEMÜSE

Auf den folgenden Seiten findest du jede Menge Ideen, Anregungen und Rezepte, wie man Gemüse in vielen verschiedenen Mahlzeiten unterbringen kann. Ein besonderer Fokus liegt dabei auf Zubereitungsarten, die auch bei wählerischen Essern ankommen. Es befinden sich allerdings auch „normale" Rezepte mit Gemüse darunter (die du natürlich ebenfalls deinem Kind anbieten kannst, auch wenn es eher wählerisch ist!).

Es handelt sich dabei nicht um ein klassisches Rezeptbuch, sondern bildet eine Sammlung von Ideen, wie man (mehr) Gemüse ins Essen integrieren kann und welches Gemüse sich besonders für welche Rezepte eignet. Ergänzt wird das Ganze mit passenden

Grundrezepten die sich leicht und schnell variieren lassen.
Damit du aber auch direkt ohne viel Überlegen und Planen starten kannst, habe ich zudem immer „fertige“ Rezepte hinzugefügt, die du sofort übernehmen kannst.

Damit du die Ideen wirklich umsetzt und so mehr Vielfalt auf euren Tisch und in die Ernährung deines Kindes bringst, hilft es sehr, dir einen Plan zu machen. Schreibe dir jede Woche Gerichte auf, die du kochen möchtest, oder notiere dir Gemüsesorten, die du diese Woche verstärkt in eure Gerichte einbauen willst. Erstelle dir anschließend eine Einkaufsliste und kaufe direkt alles ein. Was du zu Hause hast, wirst du viel wahrscheinlicher nutzen als das, was du erst kaufen müsstest.

Unter **https://katharina-dreier.de/buch-bonus** habe ich dir eine Vorlage für so einen Wochenplan zum Herunterladen hinterlegt.

## Schnelle Gemüseküche – so gehts!

Lange in der Küche stehen und kochen will im stressigen Familienalltag wohl kaum jemand. Und wenn es schnell gehen muss, ist Gemüse eines der ersten Dinge, die wegfallen – denn mit waschen, schälen, schnippeln und Co ist das alles andere als „Fast Food“.

Doch es gibt einige Tipps und Tricks, wie auch Gemüseküche schnell und einfach gehen kann! Denn ganz ehrlich – du darfst es dir leicht machen! Es muss nicht immer „perfekt“ sein – gut reicht vollkommen.

In diesem Sinne: Nutze bitte alle Strategien und Möglichkeiten, die für dich hilfreich sind. Wenn dann trotz aller Tricks mal gar nichts geht, dann sei gnädig mit dir und mache dir das Leben leicht.

Gesundes Essen und viel Gemüse ist nicht alles, was zählt!

## SOFORT WASCHEN

Wasche Obst und Gemüse immer gleich nach dem Einkaufen in Wasser mit etwas Natron oder Essig. So hält sich das Obst und Gemüse länger frisch und ist sofort verzehrfertig!

## KONSERVEN

Obst und Gemüse aus Konservendosen zählt ebenfalls zu den „5 am Tag“ und kann es deutlich leichter machen, schnell Gemüse ins Essen zu bringen. Achte beim Einkaufen darauf möglichst Konserven ohne zugesetzten Zucker zu wählen.

## TIEFGEKÜHLTES

Noch besser als Konserven ist tiefgekühltes Gemüse. Es wird in der Regel direkt nach der Ernte eingefroren und so bleiben die meisten Vitamine und Nährstoffe erhalten. Du kannst also völlig ohne schlechtes Gewissen zu TK-Gemüse greifen – und sparst dir das Waschen und Schnippeln.

## VORKOCHEN UND EINFRIEREN

Wann immer du etwas zubereitest, das sich gut einfrieren lässt: Mach gleich die doppelte Menge (oder mehr) und friere den Rest ein. So brauchst du es beim nächsten Mal nur auftauen und hast trotzdem was Leckeres und Gesundes auf dem Tisch!

## GEMÜSE, KRÄUTER UND CO EINFRIEREN

Friere fertiges Gemüsepüree, Gemüseraspel oder auch gehackte Kräuter portionsweise (zum Beispiel in Silikon-Muffinförmchen) ein. So kannst du es einfach zusammen in einem Topf aufwärmen und zu einer Suppe oder Sauce verarbeiten.

## KÜCHENHELFER

Nutze, wo immer möglich, Küchenhelfer. Damit meine ich jetzt nicht Kind oder Partner, die dir zur Hand gehen (wobei das auch sehr hilfreich ist!), sondern Küchenmaschine und Co.

## KLEIN SCHNEIDEN UND DECKEL DRAUF

Je kleiner du das Gemüse schneidest, desto schneller ist es gar! So sind Kartoffelscheiben schon in 10 Minuten fertig, statt in 25. Damit alles noch schneller geht (und Energie gespart wird), solltest du beim Kochen immer einen Deckel auf den Topf legen.

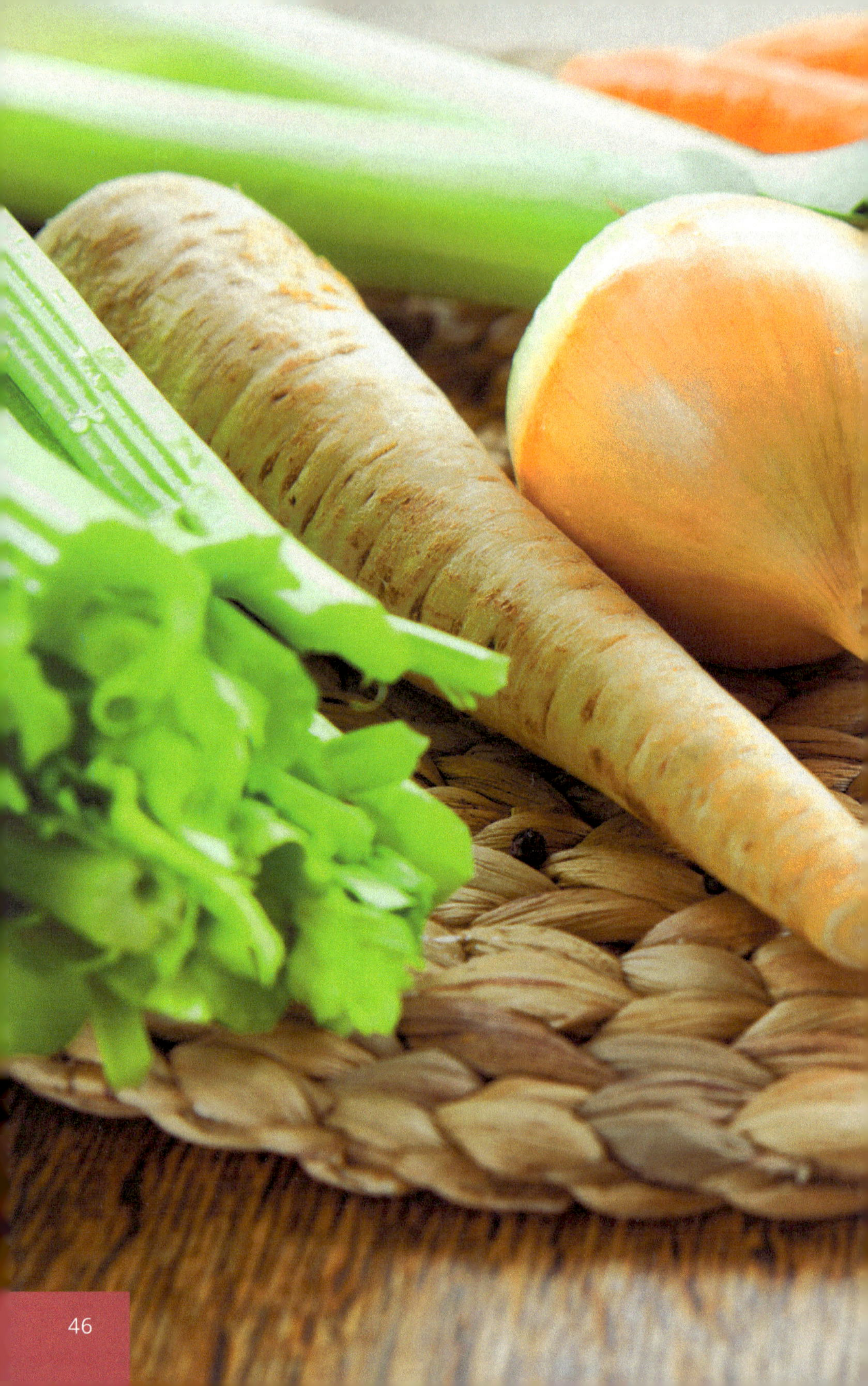

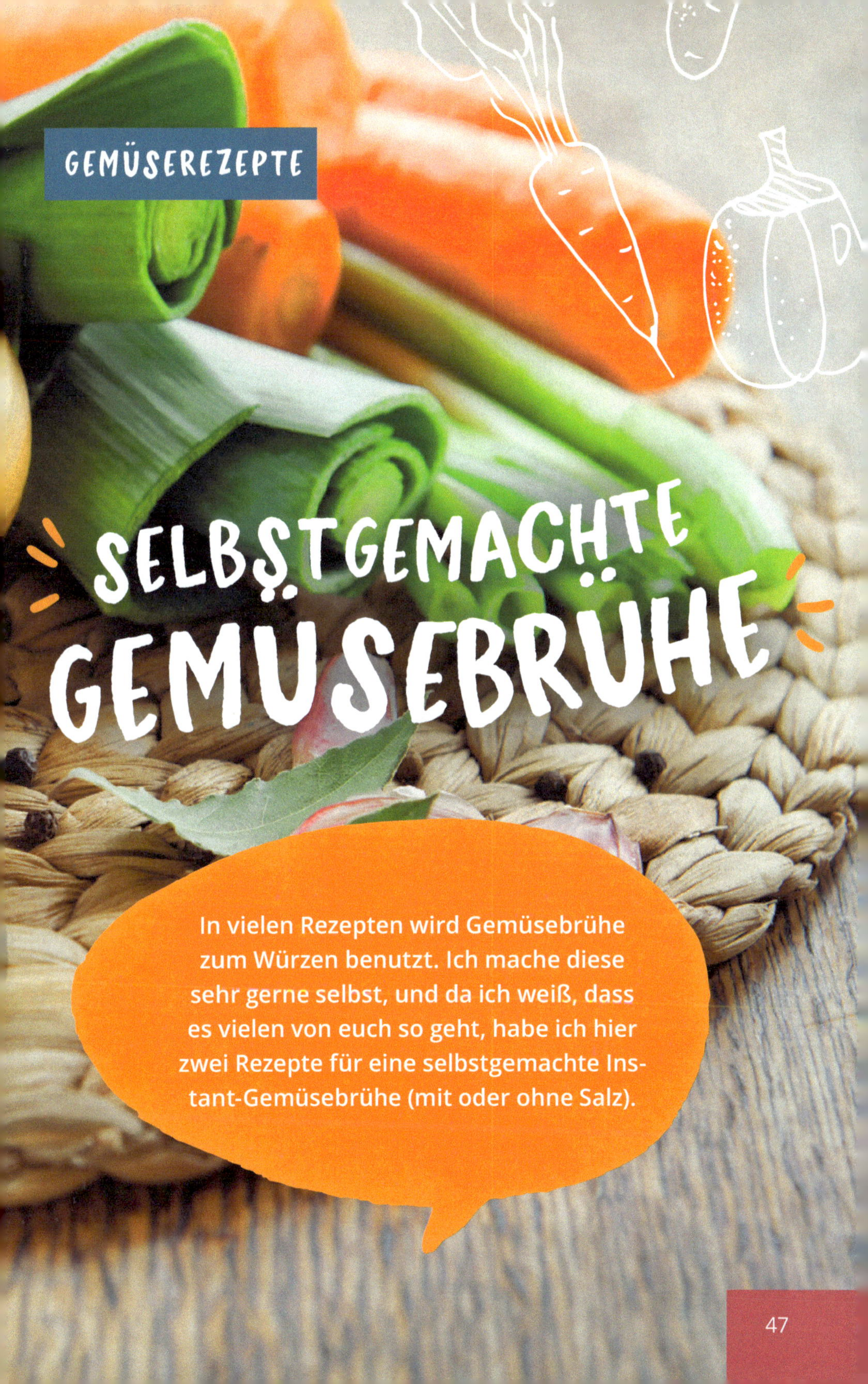

# SELBSTGEMACHTE GEMÜSEBRÜHE

In vielen Rezepten wird Gemüsebrühe zum Würzen benutzt. Ich mache diese sehr gerne selbst, und da ich weiß, dass es vielen von euch so geht, habe ich hier zwei Rezepte für eine selbstgemachte Instant-Gemüsebrühe (mit oder ohne Salz).

# REZEPT GEMÜSEBRÜHE

20 min Vorbereitung | 24 h Zubereitung 2 Gläser

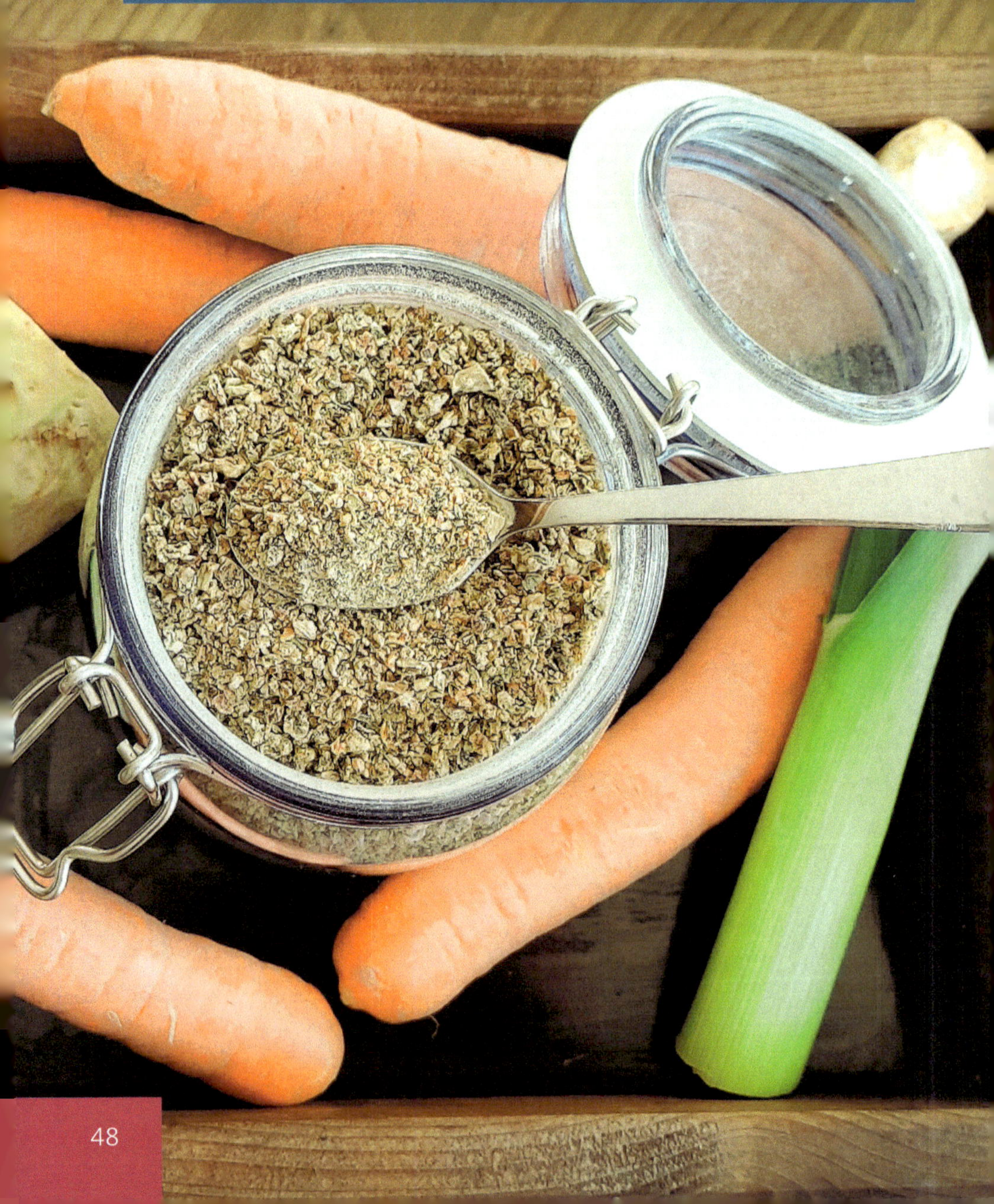

[redacted]6 **Knoblauchzehen**
4 **rote Zwiebeln**
3 **große Karotten**
2 **Stangen Lauch**
1 **Knollensellerie**
1 **Bund Petersilie**
1 **Kästchen Kresse**
optional ca. 150 g Salz

1. Gemüse waschen, putzen und in grobe Stücke schneiden. Alle Zutaten bis auf das Salz in einem Mixer zerkleinern.

2. Die fertige Masse wiegen und ca. 12 g Salz pro 100 g Gemüse hinzufügen. (Mit Salz ist die Brühe länger haltbar, ohne Salz sollte man sie am besten im Kühlschrank aufbewahren.)

3. Die Masse anschließend im Backofen bei ca. 100° C oder im Dörrautomaten bei ca. 40° C für 12–24 h komplett durchtrocknen lassen.

4. Zuletzt im Mixer noch einmal zu Pulver verarbeiten und in saubere abgekochte Gläser verteilen.

**GUTEN APPETIT!**

**Tipp:**

Die Gemüsebrühe kann man hervorragend nach eigenem Geschmack mit verschiedenem Gemüse, Gewürzen und Kräutern variieren. So können Liebstöckel oder Ingwer tolle Akzente setzen. Auf sehr wasserhaltige Gemüsesorten (wie Tomaten) sollte aber eher verzichtet werden.

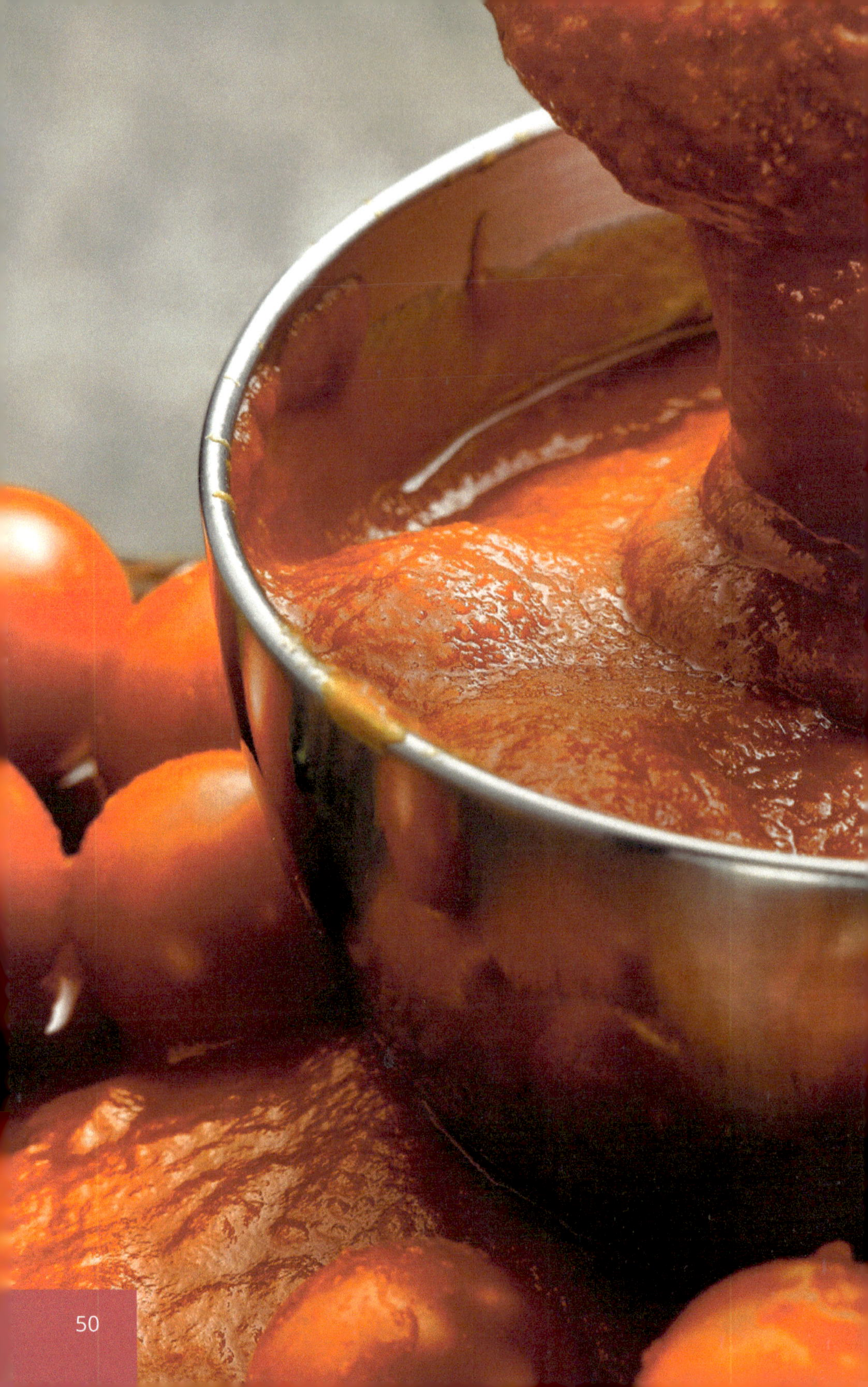

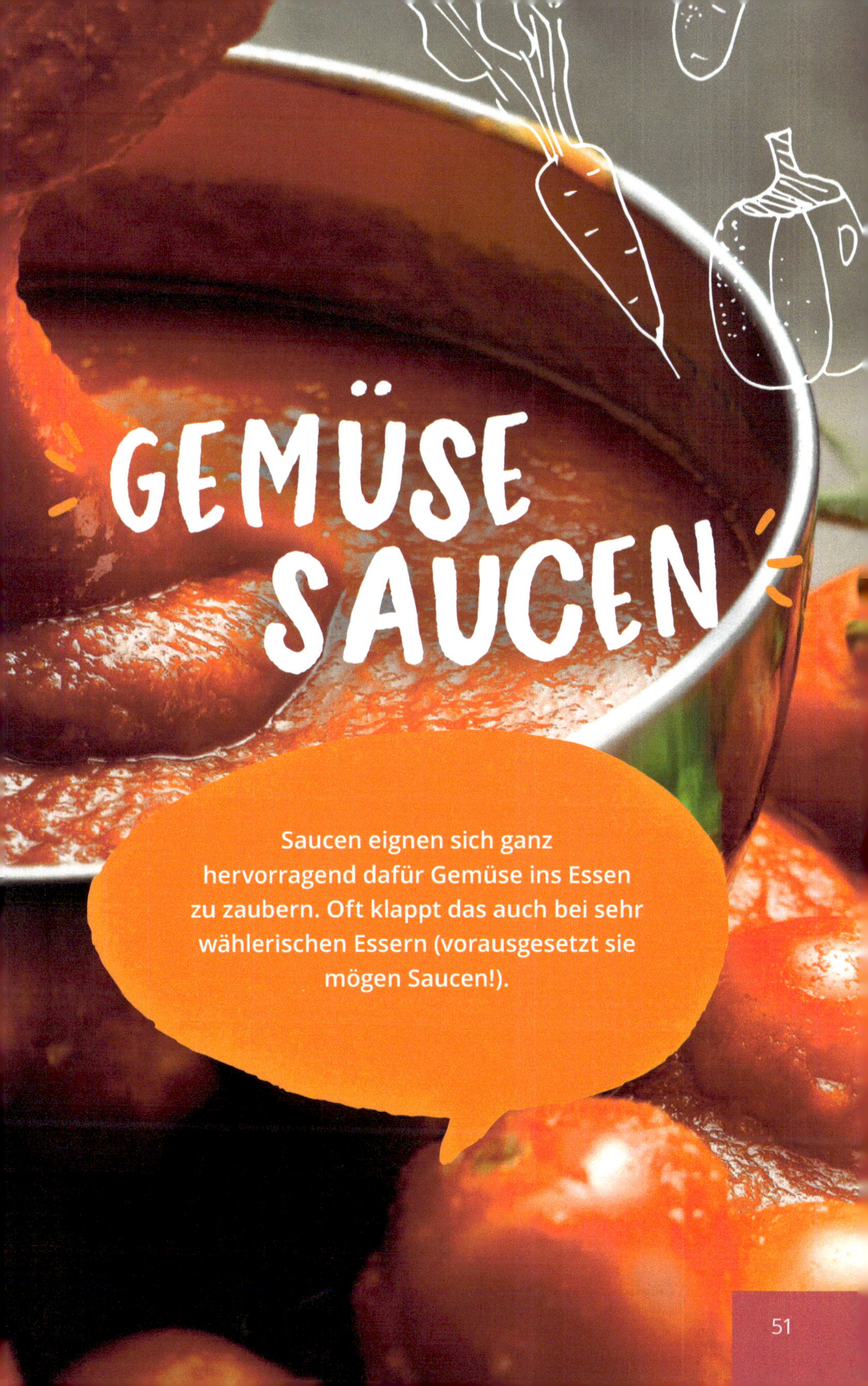

# GEMÜSE SAUCEN

Saucen eignen sich ganz hervorragend dafür Gemüse ins Essen zu zaubern. Oft klappt das auch bei sehr wählerischen Essern (vorausgesetzt sie mögen Saucen!).

# GRUNDREZEPT GEMÜSESAUCE

Gemüsesaucen lassen sich in der Regel einfach und schnell herstellen und prima auf Vorrat einfrieren, sodass man immer ganz schnell und einfach eine zur Hand hat, ohne lange kochen zu müssen. Bereite dafür einfach gleich die doppelte oder dreifache Menge an Sauce zu und friere den Rest portionsweise ein.

ca. 500 g **Gemüse**
**gehackte Zwiebel und Knoblauch nach Geschmack**
0,5 – 1 l **Gemüsebrühe**
**Gewürze und Kräuter nach Geschmack**
**Salz, Pfeffer**

1. Die Zutaten waschen, putzen und grob zerkleinern. In einem Topf oder im Backofen garen und anschließend pürieren. Optional: Mit etwas Sahne oder Schmand abrunden und mit Salz und Pfeffer abschmecken.

**Das passt rein:**

- Zucchini
- Paprika
- Karotten
- Fenchel
- Sellerie
- Lauch
- Erbsen
- Kürbis
- Rote Bete
- Linsen
- Kichererbsen
- Bohnen
- Mais
- Kräuter und Gewürze für Saucen:
- Thymian + Rosmarin
- Kreuzkümmel + Koriander
- Knoblauch + Zwiebel + Paprika
- Dill + Anis + Fenchel
- Kardamom + Ingwer

# GEMÜSESAUCE

**zu Kartoffeln oder Reis**

10 min Vorbereitung | 15 min Zubereitung 4 Portionen

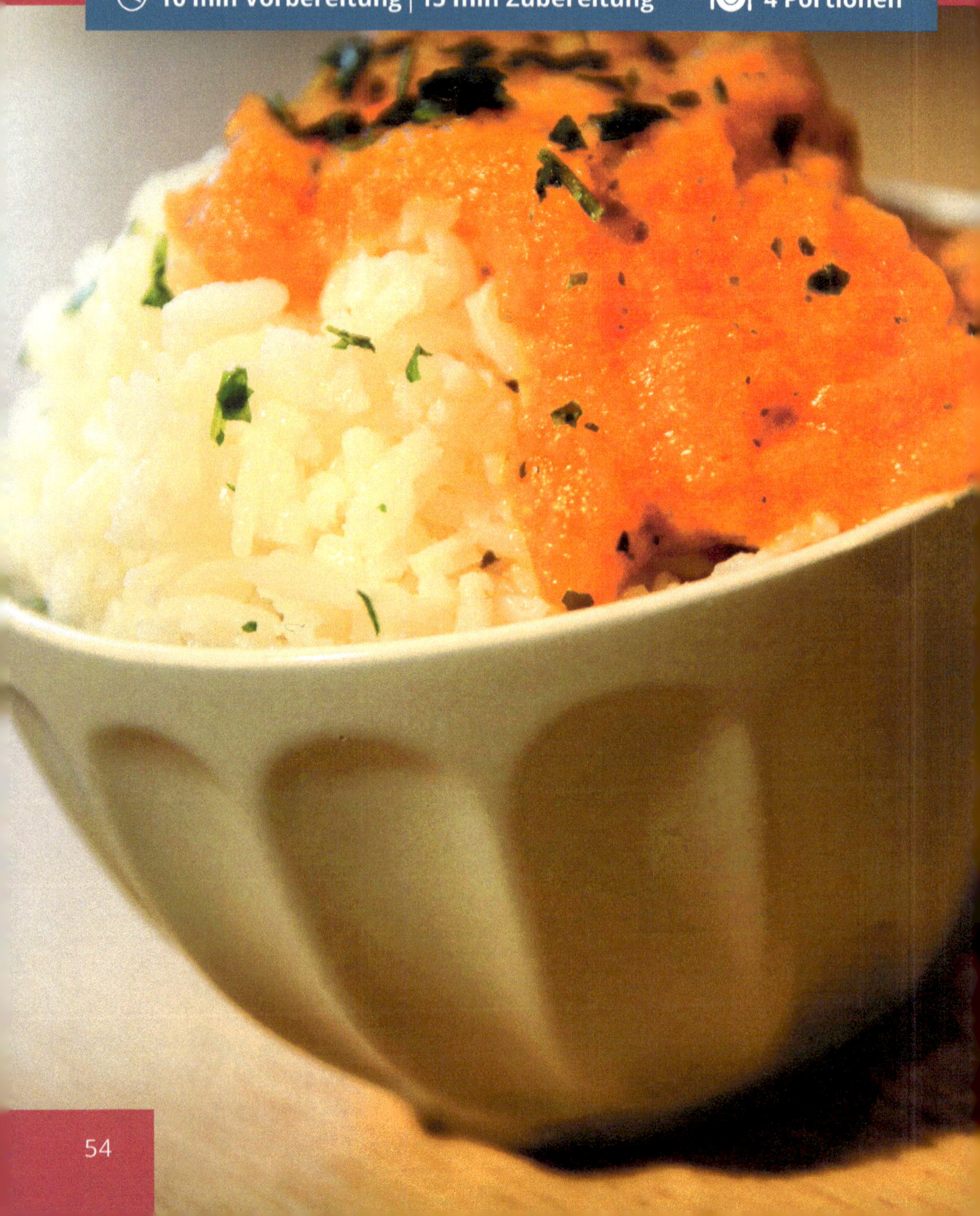

| | |
|---|---|
| 2 **kleine Zucchini** | 1 EL **Rapsöl** |
| 2 **Karotten** | 0,5–1 l **Gemüsebrühe** |
| 1 **rote Paprika** | je 1 TL **getrockneter Thymian und Rosmarin** |
| 1 **kleine Zwiebel** | **Salz, Pfeffer** |
| 1 **Knoblauchzehe** | |

1. Zucchini und Paprika waschen und putzen, Karotten schälen. Schale von Zwiebeln und Knoblauch abziehen und alles grob würfeln.

2. Gemüse in einen kleinen Topf mit etwas Öl geben und einige Minuten anbraten, bis alles leicht geröstet ist. Mit der Hälfte der Gemüsebrühe ablöschen und 5 min köcheln lassen.

3. Gewürze hinzufügen und alles mit einem Pürierstab fein pürieren. Gegebenenfalls restliche Gemüsebrühe hinzufügen, bis die gewünschte Konsistenz erreicht ist.

4. Mit Salz und Pfeffer abschmecken.

**GUTEN APPETIT!**

# GRUNDREZEPT TOMATENSAUCE

Besonders gut für wählerische Esser eignen sich mit Gemüse angereicherte Tomatensaucen, da die intensiven Tomaten viel vom Gemüse „schlucken". Zu Tomatensauce passen viele verschiedene Gemüsesorten und geben ihr ein „gewisses Extra".

ca. 0,5–1 kg **verschiedenes Gemüse**
**Zwiebel und Knoblauch nach Geschmack**
1–1,5 kg **Tomaten**
**Kräuter (Oregano, Basilikum & Thymian passen sehr gut zu Tomatensauce)**
**Salz und Pfeffer**
**optional: etwas Essig**
**optional: 1–2 Datteln oder 1 EL Zucker**

1. Das Gemüse waschen, putzen und würfeln. Mit Zwiebel und Knoblauch in etwas Öl anbraten.
2. Tomaten und Datteln oder Zucker hinzufügen und 15–20 min bei mittlerer Hitze zugedeckt köcheln lassen.
3. Gewürze und Essig hinzugeben und fein pürieren. Mit Salz und Pfeffer abschmecken.

**Dieses Gemüse passt besonders gut zu Tomatensauce:**

- Knollen- oder Stangensellerie
- Lauch
- Karotten
- Paprika
- Zucchini
- Rote Bete

**Tipp:**

Tomatensauce lässt sich toll auf Vorrat kochen und anschließend in Gläsern einkochen oder portionsweise einfrieren. Es lohnt sich also, gleich eine größere Menge zu kochen und so immer ein schnelles, leckeres und gesundes Essen parat zu haben, wenn's mal schnell gehen muss.
Und: Tomatensauce ist auch ohne Extra-Gemüse ein gutes Lebensmittel!

# TOMATENSAUCE

## mit „verstecktem“ Gemüse

15 min Vorbereitung | 25 min Zubereitung  4 Portionen

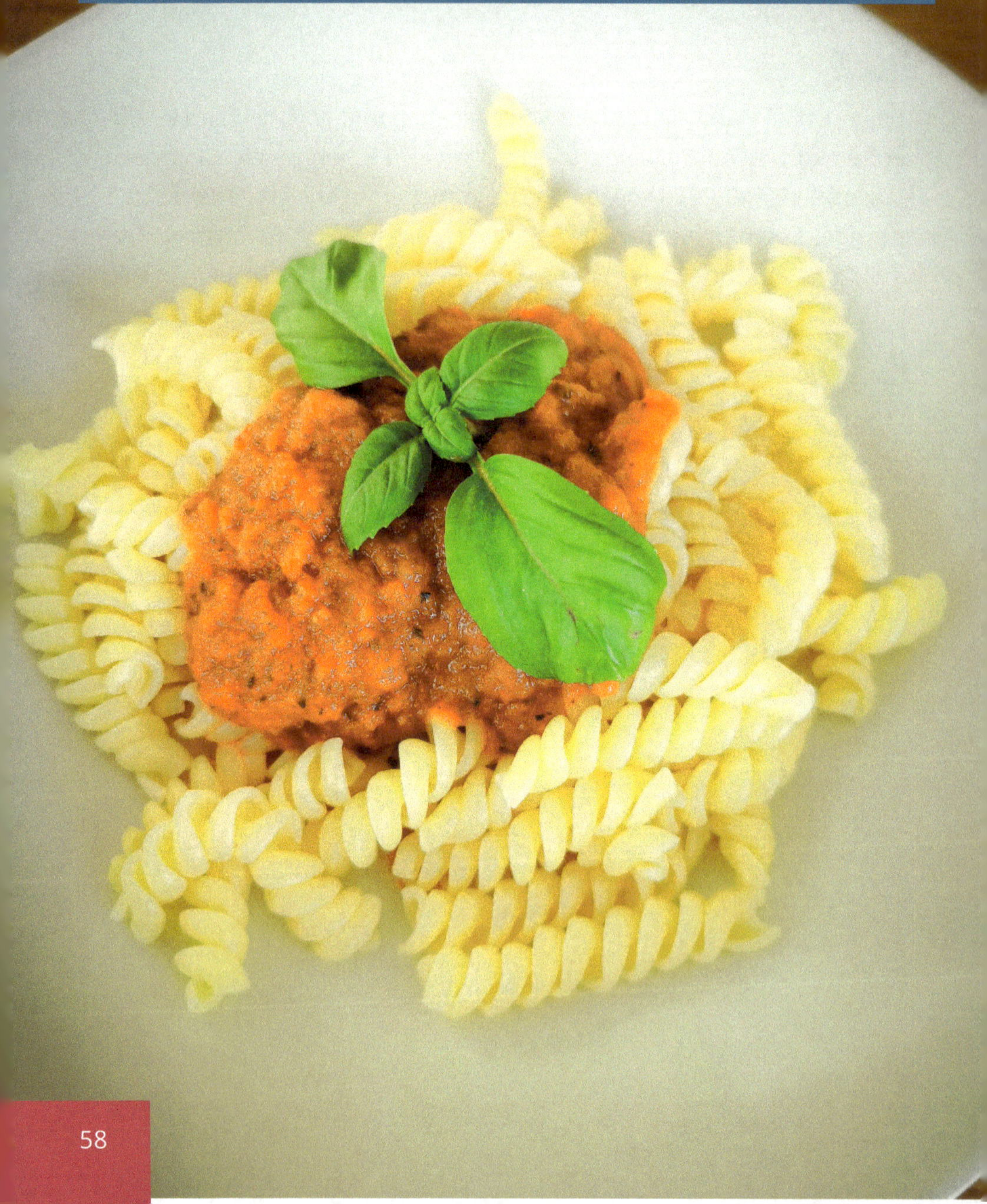

Olivenöl
1 Zwiebel
1 Knoblauchzehe
2 Karotten
1 mittlere Zucchini
2 rote Paprika
1 Stange Staudensellerie oder Lauch
2 Datteln

1 kg Tomaten (frisch, passiert oder gehackt)
0,5 Bund Basilikum
2 TL Oregano und 1 TL Thymian (alternativ italienische Kräuter)
1 TL Paprikapulver
Salz und Pfeffer
1 EL Balsamico Essig

1. Gemüse waschen, putzen und in kleine Würfel schneiden, Datteln ebenfalls würfeln.

2. Zwiebeln und Knoblauch fein würfeln und in etwas Olivenöl glasig anschwitzen. Gemüse hinzugeben und bei mittlerer Hitze 5 min anbraten.

3. Datteln und Tomaten hinzugeben und alles abgedeckt bei mittlerer Hitze 10–20 min köcheln lassen.

4. Danach Essig und Gewürze hinzufügen und mit dem Pürierstab fein pürieren.

5. Mit Salz und Pfeffer abschmecken.

**GUTEN APPETIT!**

**Tipp:**

Hülsenfrüchte wie rote Linsen geben diesem Rezept ein extra Plus an Nährstoffen! Dafür 50–100 g gekochte rote Linsen zur Sauce dazugeben.

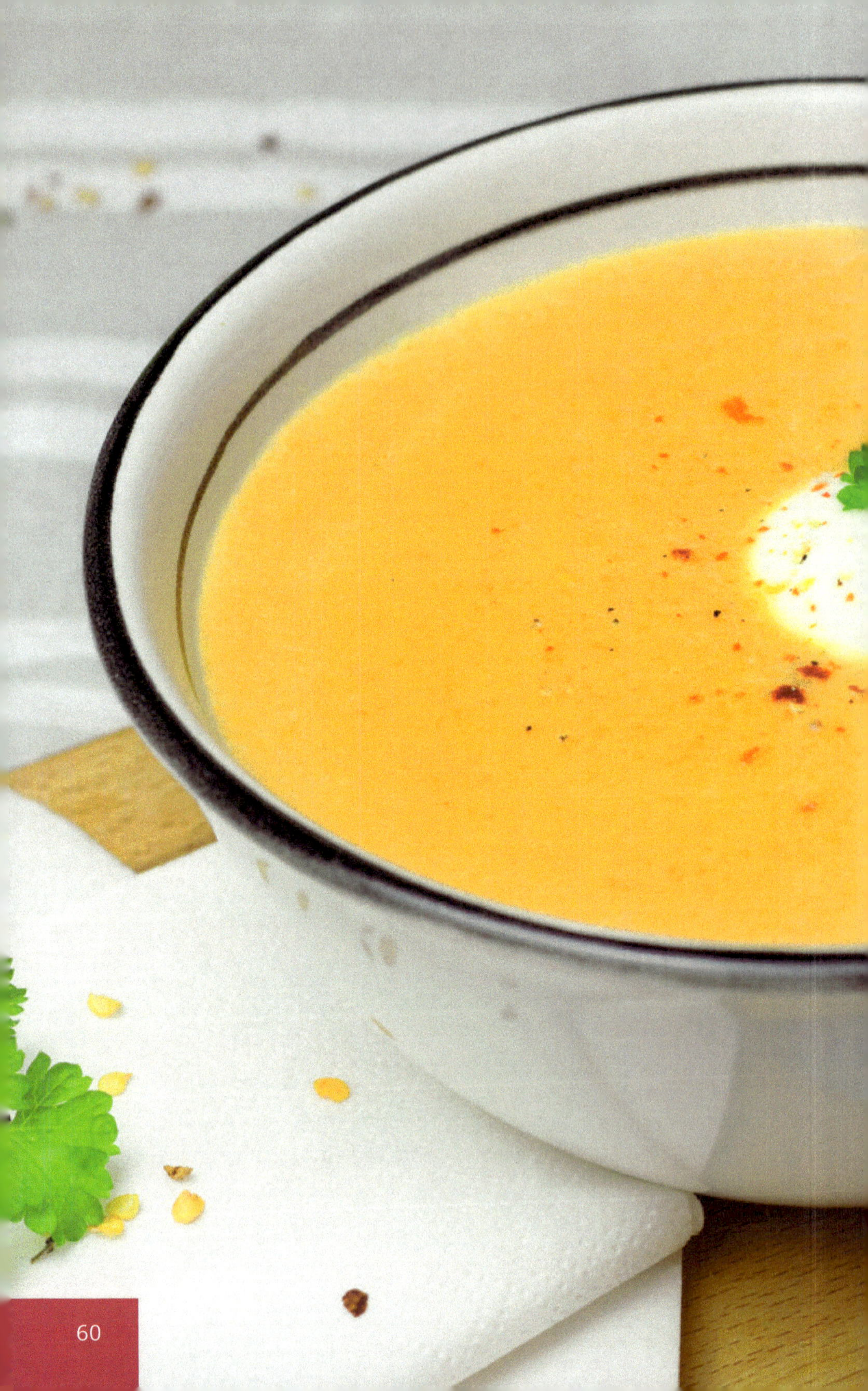

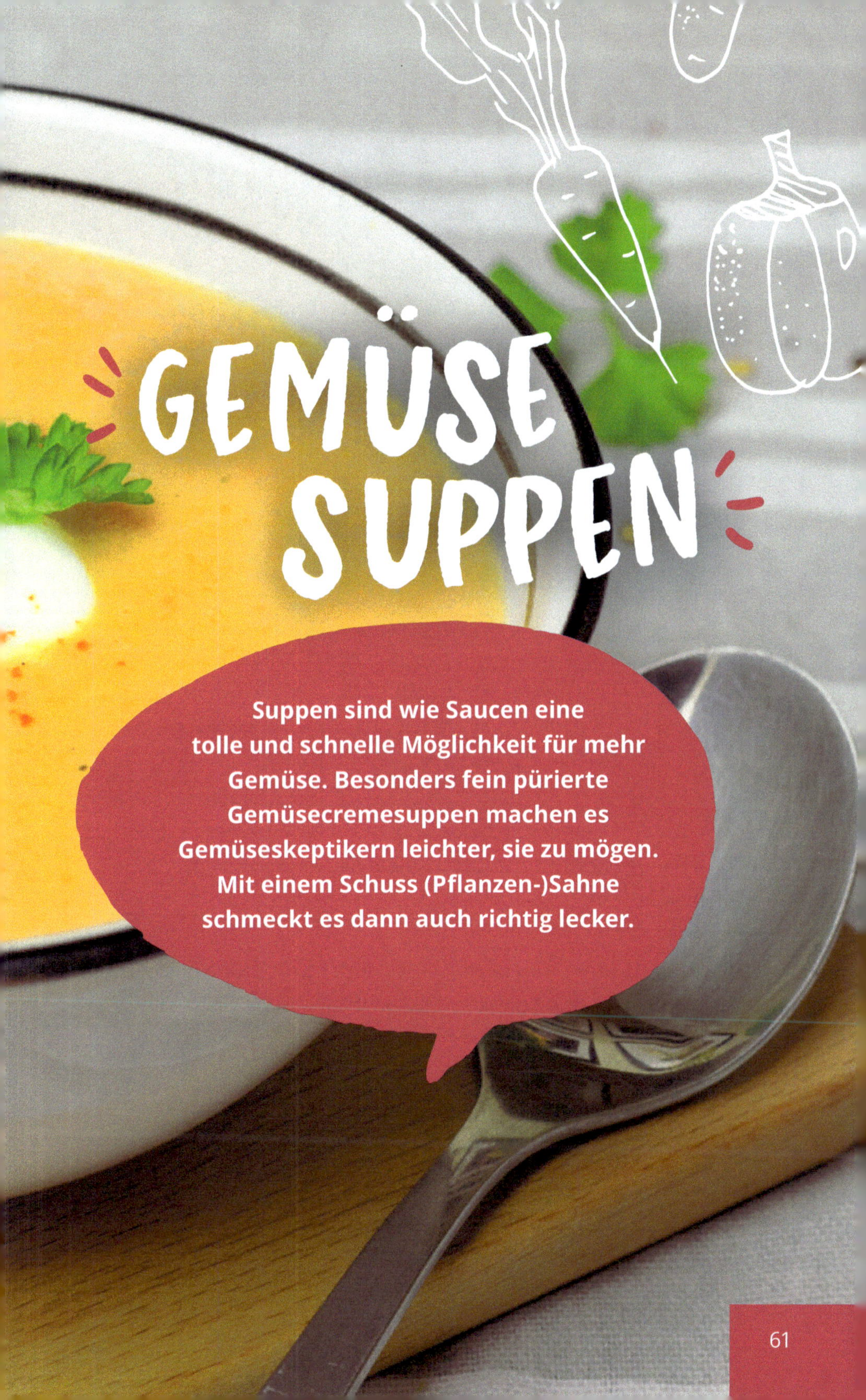

# GEMÜSE SUPPEN

Suppen sind wie Saucen eine tolle und schnelle Möglichkeit für mehr Gemüse. Besonders fein pürierte Gemüsecremesuppen machen es Gemüseskeptikern leichter, sie zu mögen. Mit einem Schuss (Pflanzen-)Sahne schmeckt es dann auch richtig lecker.

# GRUNDREZEPT GEMÜSECREMESUPPE

Suppen lassen sich ebenfalls prima einfrieren und somit zeitsparend auf den Tisch bringen. Sie sind schnell gemacht und unglaublich vielseitig, sodass keine Langeweile aufkommt.
Für kleinere oder wählerische Kinder wird das Ganze mit leckeren Toppings gleich nochmal interessanter.

| | |
|---|---|
| 1 | Zwiebel |
| 1 kg | Gemüse |
| 1-2 l | Gemüsebrühe |
| 1 EL | Öl oder Butter |

optional: 3–4 Kartoffeln
optional: Sahne, Schmand oder ähnliches

1. Gemüse und Kartoffeln waschen, putzen und anschließend in Würfel schneiden. Zwiebel fein würfeln.

2. Zwiebel und Gemüse in etwas Öl oder Butter anbraten. Mit Gemüsebrühe aufgießen, bis das Gemüse gut bedeckt ist, und für 20–30 min köcheln lassen.

3. Mit Sahne pürieren (gegebenenfalls noch etwas Brühe hinzugeben, bis die gewünschte Konsistenz erreicht ist).

**Gemüse für Cremesuppen:**

- Kohlrabi
- Zucchini
- Brokkoli
- Kürbis
- Erbsen
- Blumenkohl
- Karotten
- Paprika

**Topping-Ideen:**

- fein gewürfeltes Gemüse wie Paprika oder Karotten
- Brokkoli-„Streusel“ (dafür einfach die feinen „Blätter“ der Brokkoli-Bäumchen abschneiden)
- Chiasamen
- gepuffter Amaranth oder Quinoa
- gehackte Petersilie
- Schmand
- Croutons
- Kürbiskernöl
- Backerbsen (nicht sehr nährstoffreich, aber lecker)

# ZUCCHINICREMESUPPE

mit Vollkorn-Croutons

10 min Vorbereitung | 15 min Zubereitung    4 Portionen

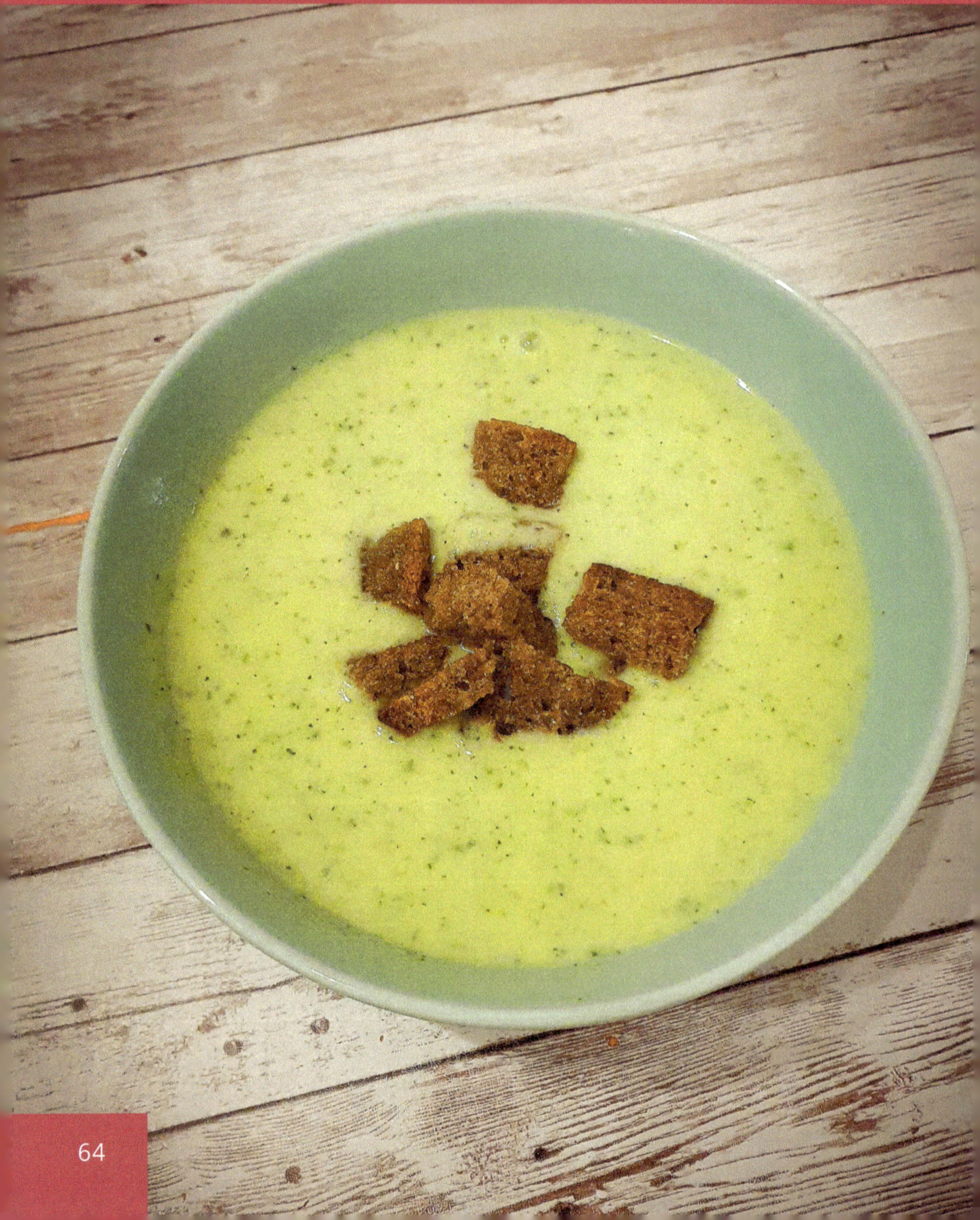

Für die Suppe:
0,5 kg Zucchini
1 Zwiebel
1–2 Knoblauchzehen
100 ml Sahne
3–4 TL Instant-Gemüsebrühe
0,5 l Wasser

Für die Croutons:
4 Scheiben feines Vollkorn brot
1 Knoblauchzehe
2 EL Olivenöl
Salz

1. Zwiebel und Knoblauch schälen und fein hacken. Zucchini waschen, putzen und in grobe Würfel schneiden.

2. Zwiebel und Knoblauch in einem Topf mit Öl anrösten, Zucchini zugeben, kurz weiterrösten, dann mit der Hälfte des Wassers aufgießen, Brühe hinzugeben und das Gemüse ca. 15–20 min weichkochen.

3. In der Zwischenzeit Brotscheiben in Stücke schneiden (evtl. vorher entrinden), Knoblauch fein würfeln.

4. Brotwürfel in Öl für ca. 5 min anbraten. Knoblauch hinzufügen und etwa eine Minute weiterbraten.
Danach leicht salzen, auf ein Küchenpapier geben und auskühlen lassen.

5. Suppe mit dem Pürierstab passieren, Sahne und gegebenenfalls mehr Wasser zugeben, mit Salz und Pfeffer abschmecken. Mit den Croutons servieren.

**GUTEN APPETIT!**

# GRUNDREZEPT GEMÜSEEINTOPF

Für etwas Abwechslung (und damit dein Kind auch mal sieht, welches Gemüse in der Suppe ist), eignen sich auch einfache Gemüse-Eintöpfe sehr gut. Neben dem Gemüse kann man diese mit allerlei „Einlagen" aufpeppen und auch für Kinder interessant gestalten. So eignen sich Nudeln in interessanten Formen wie Buchstaben, Sternchen etc. besonders gut.

0,5 kg verschiedene Gemüsesorten
0,5 kg Kartoffeln
optional: 200 g Hülsenfrüchte (z. B. gekochte Bohnen, Linsen, Kichererbsen oder Erbsen)
oder: 150 g Suppennudeln

1 Zwiebel
1 Stange Lauch
2 EL Butter oder Öl
1,5 l Gemüsebrühe
Salz und Pfeffer

1. Gemüse und Kartoffeln waschen, putzen und in gleichmäßige Stücke schneiden.

2. Zwiebel und Lauch putzen, würfeln und in etwas Butter oder Öl anbraten, anschließend Gemüsewürfel hinzufügen und kurz mitdünsten lassen.

3. Mit Gemüsebrühe ablöschen. Ca. 30 min bei mittlerer Hitze köcheln lassen, bis das Gemüse weich ist.

4. Optional Hülsenfrüchte wie Linsen, Bohnen oder Erbsen hinzufügen (Linsen, Bohnen und Kichererbsen besser separat kochen und gekocht hinzugeben).

5. Oder Suppennudeln kochen und hinzugeben (können auch direkt in der Suppe mitgegart werden).

6. Mit Salz und Pfeffer abschmecken.

**Tipp:**

Für einen besonders cremigen Eintopf ca. die Hälfte des Gemüses abschöpfen (bevor Nudeln hinzugegeben werden) und den restlichen Eintopf pürieren. Anschließend das abgeschöpfte Gemüse wieder hinzugeben.

**Hinweis:**

Die Gemüsewürfel werden besonders gleichmäßig, wenn du das Gemüse zuerst in Scheiben schneidest, diese dann in Streifen und zuletzt die Streifen in Würfel stückelst.

# REGENBOGENBUNTER EINTOPF

mit Sternchennudeln

15 min Vorbereitung | 40 min Zubereitung — 4 Portionen

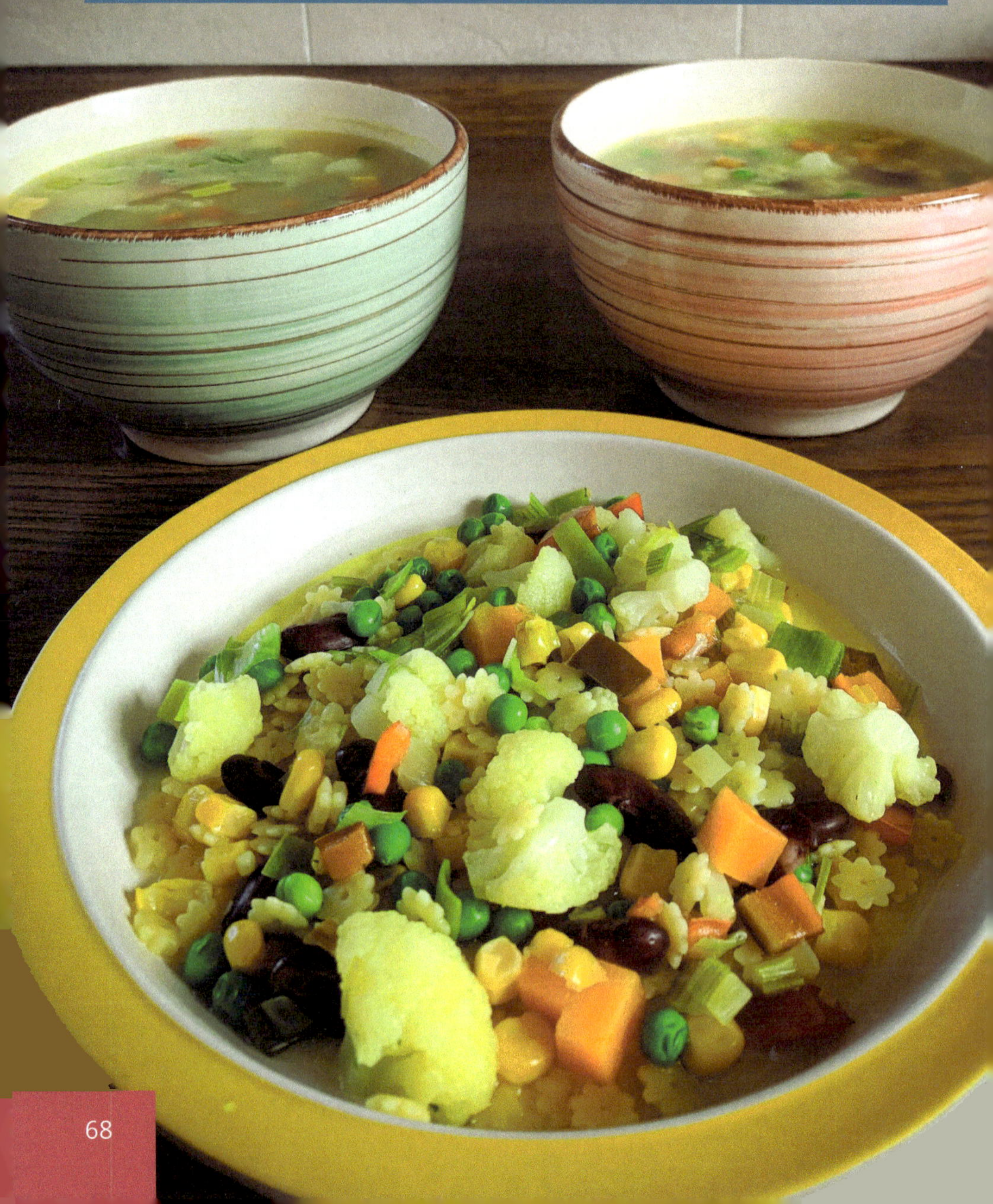

| | | | |
|---|---|---|---|
| 1/4 | Blumenkohl | 1/2 | Dose Kidneybohnen |
| 1 | rote Paprika | 1 | Zwiebel |
| 2 | Karotten | 1/2 | Stange Lauch |
| 1 | kleine Dose Mais | 150 g | Sternchennudeln |
| 100 g | TK-Erbsen | 1,5 l | Gemüsebrühe |

1. Blumenkohl waschen und in kleine Röschen teilen. Paprika waschen, entkernen und in Würfel schneiden. Karotten schälen und würfeln. Zwiebel und Lauch putzen und würfeln.
   Mais und Bohnen abspülen und abtropfen lassen.

2. Zwiebel und Lauch in etwas Butter oder Öl anbraten, anschließend Blumenkohl, Karotten- und Paprika-Würfel hinzufügen und kurz mitdünsten lassen.

3. Mit Gemüsebrühe ablöschen. Ca. 30 min bei mittlerer Hitze köcheln lassen, bis das Gemüse weich ist. Ca. 5 min vor Ende der Garzeit die Erbsen hinzufügen.

4. Mais und Bohnen hinzugeben und heiß werden lassen.

5. Sternchennudeln kochen und hinzugeben (können auch direkt in der Suppe mitgegart werden).

6. Mit Salz und Pfeffer abschmecken.

**GUTEN APPETIT!**

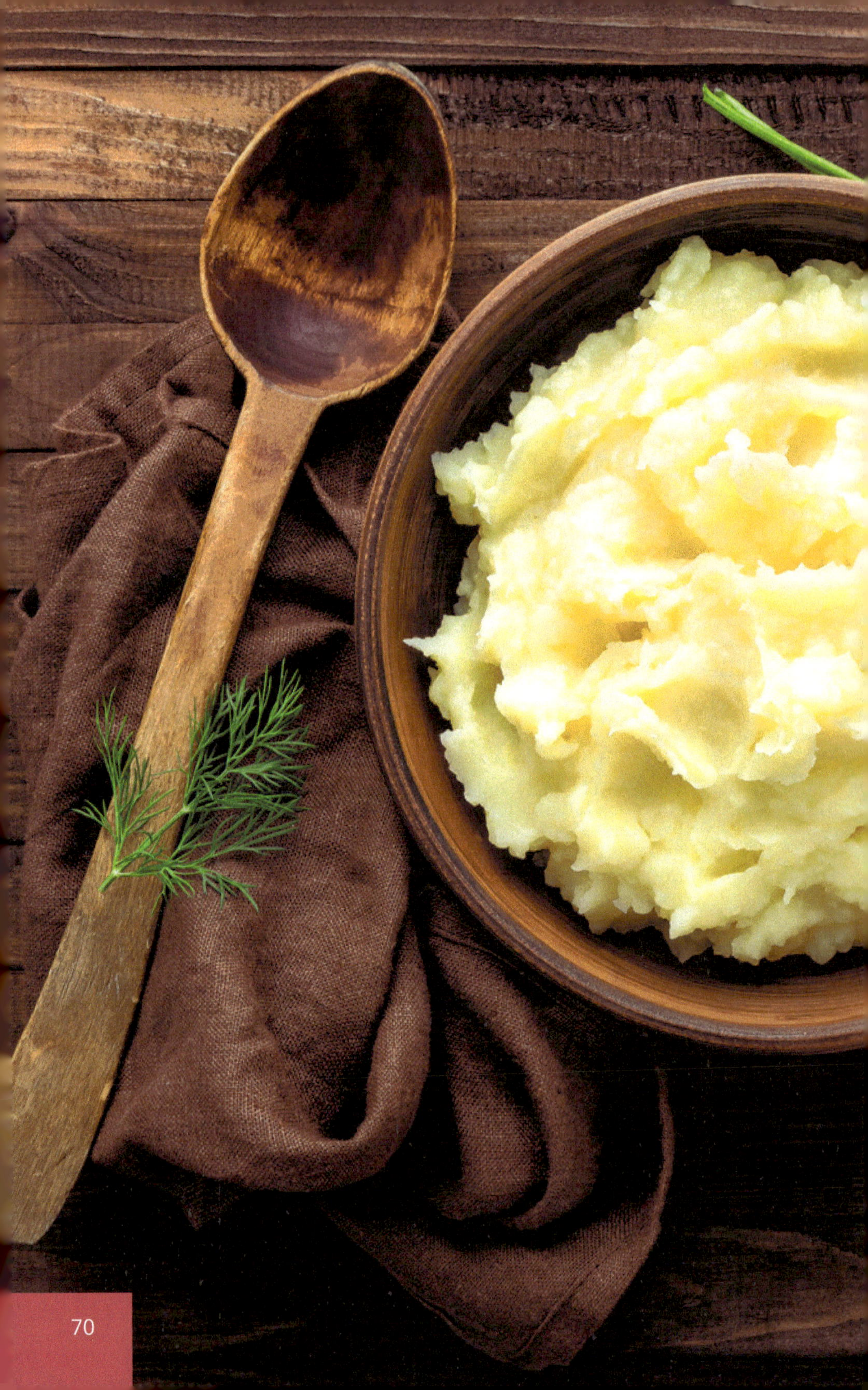

# KARTOFFEL PRODUKTE

Kartoffelprodukte sind eine tolle Möglichkeit, um Gemüse „versteckt" ins Essen zu bringen. Sie bieten damit eine tolle Basis, auf der Kinder verschiedenes Gemüse kennen und lieben lernen können.

# GRUNDREZEPT GEMÜSE-KARTOFFELPÜREE

Eine super schnelle und einfache Möglichkeit, um ein Plus an Gemüse auf den Tisch zu bringen, ist es, Kartoffelbrei „aufzupimpen".

| | | | |
|---|---|---|---|
| 700 g | Kartoffeln | 1 Schuss | Milch |
| 300 g | Gemüse | 1–2 EL | Butter |

1. Kartoffeln schälen und in kleine Stücke schneiden (je kleiner, desto schneller sind sie gar!). In einen Topf mit Wasser geben und mit etwas Salz kochen lassen.

2. Gemüse (je nach Gardauer) hinzugeben und mitköcheln lassen, bis alles weich ist.

3. Wasser abgießen, Milch und Butter hinzugeben und Kartoffeln und Gemüse mit einem Kartoffelstampfer zu feinem Püree verarbeiten.

Diese Gemüsesorten eignen sich besonders:

- Erbsen
- Süßkartoffel
- Blumenkohl
- Brokkoli
- Karotten
- Kürbis

**Tipp:**

Bei empfindlichen Kindern das Gemüse separat pürieren und dann hinzufügen, damit keine Stückchen bleiben.

# ERBSEN-KARTOFFELPÜREE

**mit Hähnchenröllchen**

10 min Vorbereitung | 30 min Zubereitung 4 Portionen

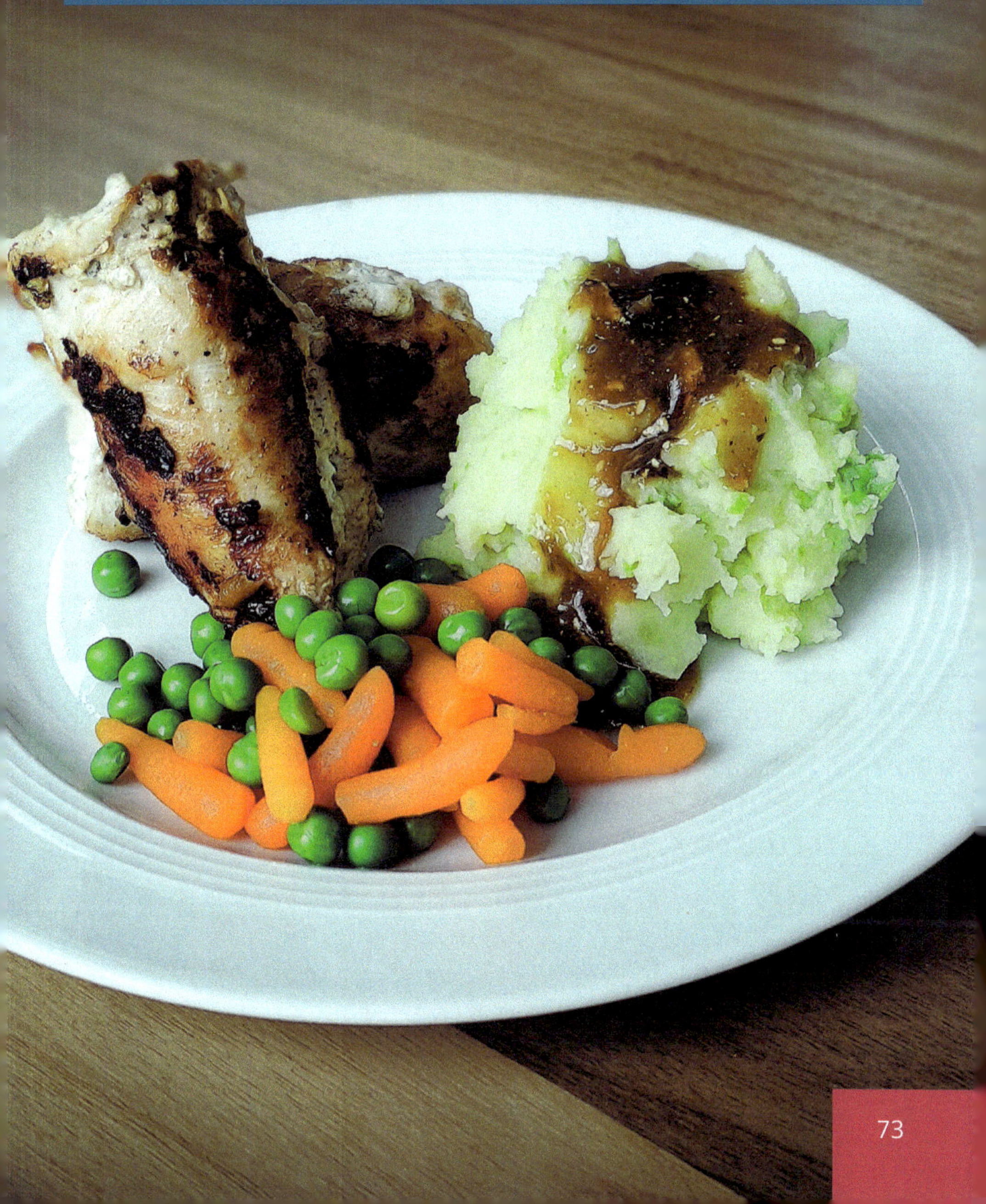

Für das Püree:

700 g Kartoffeln
200 g TK-Erbsen
1 Schuss Milch
1–2 EL Butter

Für die Röllchen:

600 g Hähnchen Minuten schnitzel
100 g Frischkäse
150 ml Wasser
1 TL Gemüsebrühe
2 TL Saucenbinder
Salz, Pfeffer, italienische Kräuter

1. Kartoffeln schälen und in kleine Stücke schneiden. In einen Topf mitWasser geben und mit etwas Salz ca. 15–20 min kochen lassen. Erbsen etwa 5 min vor Ende der Garzeit hinzugeben.

2. In der Zwischenzeit Hähnchenschnitzel flachklopfen. Frischkäse mit Gewürzen, Salz und Pfeffer mischen und dünn auf die Schnitzel auftragen.

3. Schnitzel aufrollen und mit Zahnstochern fixieren. In etwas Öl von allen Seiten goldbraun anbraten.

4. Röllchen rausnehmen und warmhalten. Bratensatz mit etwas Gemüsebrühe ablöschen und mit Saucenbinder andicken.

5. Kartoffelwasser abgießen, Milch und Butter hinzugeben und Kartoffeln und Erbsen mit einem Kartoffelstampfer zu feinem Püree verarbeiten.

**GUTEN APPETIT!**

# GRUNDREZEPT GEMÜSE-KARTOFFELPUFFER

Kartoffelpuffer sind lecker und mit Hilfe einer elektrischen Reibe (z. B. in der Küchenmaschine) schnell gemacht. Die fertigen Puffer lassen sich auch gut kalt essen und einfrieren.

0,5 kg Kartoffeln
200–400 g Gemüse
1 Zwiebel
2 Eier
3–4 EL Mehl
1–2 TL Salz

1. Kartoffeln und Zwiebel schälen, Gemüse putzen. Alles mit einer Küchenreibe oder der Küchenmaschine in feine Stifte reiben.
2. Mit Ei und Salz vermengen. Mehl hinzufügen und alles gut vermischen. Öl in einer Pfanne erhitzen und die Masse esslöffelweise in die Pfanne geben und leicht andrücken.
3. Die Puffer von beiden Seiten goldbraun backen.

Dieses Gemüse passt gut:

- Zucchini
- Karotten
- Lauch
- Erbsen
- Kürbis
- Sellerie

**Tipp:**

Die Puffer schmecken besonders gut mit etwas Schmand oder Apfelmark.

# KAROTTEN-ZUCCHINI-KARTOFFELPUFFER

15 min Vorbereitung | 30 min Zubereitung 4 Portionen

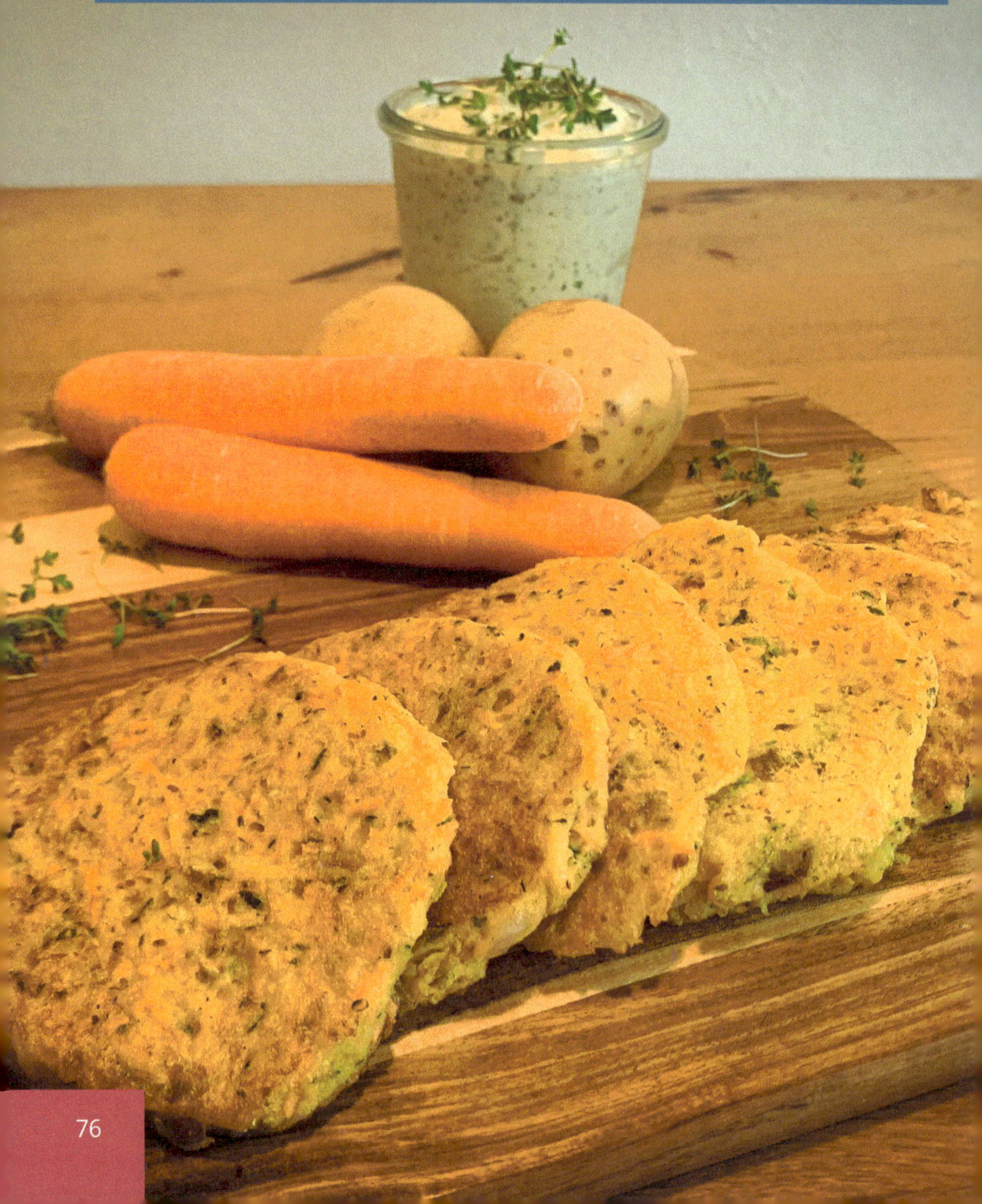

0,5 kg Kartoffeln
2 Karotten
1/2 Zucchini
1 Zwiebel
2 Eier
4–6 EL Mehl
1–2 TL Salz

1. Kartoffeln, Zwiebel und Karotten schälen, Zucchini waschen.
2. Alles mit einer Küchenreibe oder der Küchenmaschine in feine Stifte reiben.
3. Mit Ei und Salz vermengen. Mehl hinzufügen und alles gut vermischen.
4. Öl in einer Pfanne erhitzen und die Masse esslöffelweise in die Pfanne geben und leicht andrücken.
5. Die Puffer von beiden Seiten goldbraun backen.

**GUTEN APPETIT!**

# GRUNDREZEPT GEMÜSE-KARTOFFELSTÄBCHEN

500 g mehlig kochende Kartoffeln
300 g Gemüse
2 Eigelb
optional 100 g Käse (Gouda, Mozzarella, Emmentaler)
Gewürze nach Geschmack
Salz

1. Die Kartoffeln mit Schale ca. 20–30 Minuten kochen, bis sie weich sind.

2. In der Zwischenzeit das Gemüse waschen, putzen, und fein würfeln oder reiben.

3. Die abgekühlten Kartoffeln pellen und ebenfalls reiben. Die Kartoffeln mit dem Gemüse und den restlichen Zutaten vermengen und zu Stäbchen oder Talern formen. Gegebenenfalls in etwas Paniermehl wälzen. Etwas Rapsöl in eine Pfanne geben und die Gemüsestäbchen bei mittlerer Hitze wenige Minuten braten, bis sie goldbraun sind.

**Teste doch mal diese Gemüsesorten:**

- Karotten
- Kürbis
- Süßkartoffeln
- Mais
- Kidneybohnen
- Zucchini
- Blumenkohl
- Brokkoli
- Linsen
- Rote Bete

**Tipp:**

Für die Stäbchen kannst du am besten Kartoffeln oder Kartoffelbrei vom Vortag nutzen!

**GUTEN APPETIT!**

# ERBSEN-KARTOFFEL KROKETTEN

30 min Vorbereitung | 10 min Zubereitung    4 Portionen

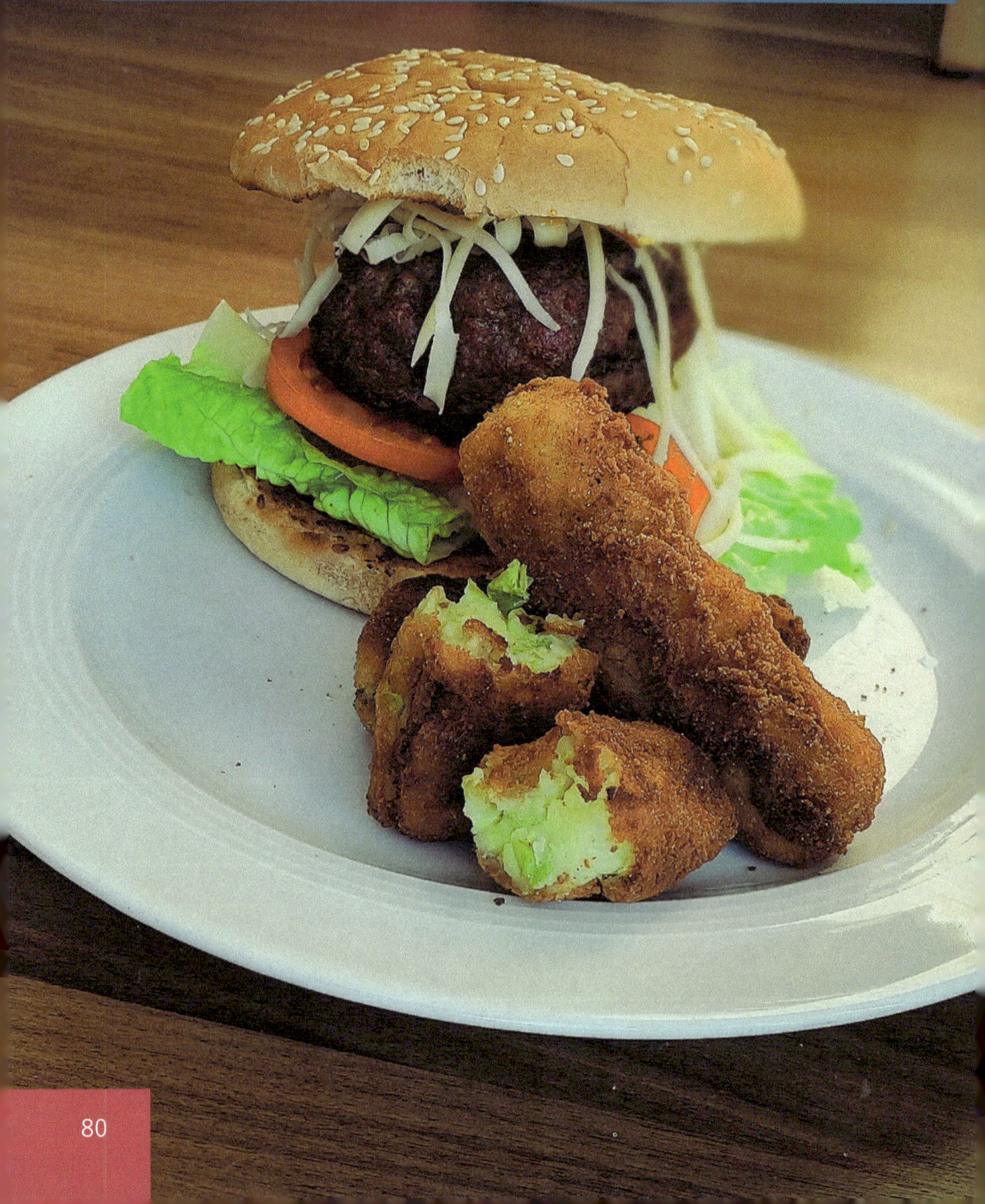

500 g mehligkochende Kartoffeln
300 g TK-Erbsen
2 Eigelb
1 Ei
etwas Mehl
Paniermehl
Gewürze nach Geschmack
optional: 100 g Gouda
Salz

1. Die Kartoffeln mit Schale ca. 20–30 Minuten kochen, bis sie weich sind.

2. In der Zwischenzeit die Erbsen kochen und anschließend pürieren, stampfen oder auch einfach ganz lassen, wenn dein Kind Erbsen gut akzeptiert.

3. Die abgekühlten Kartoffeln pellen und reiben oder grob stampfen. Die Kartoffeln mit den Erbsen und den restlichen Zutaten vermengen und vorsichtig zu Stäbchen formen.

4. Die fertigen Stäbchen zuerst in Mehl, dann in verquirltem Ei und zuletzt in etwas Paniermehl wälzen. In einer Pfanne Rapsöl erhitzen und die Gemüsekroketten bei mittlerer Hitze von allen Seiten wenige Minuten braten, bis sie goldbraun sind.

**GUTEN APPETIT!**

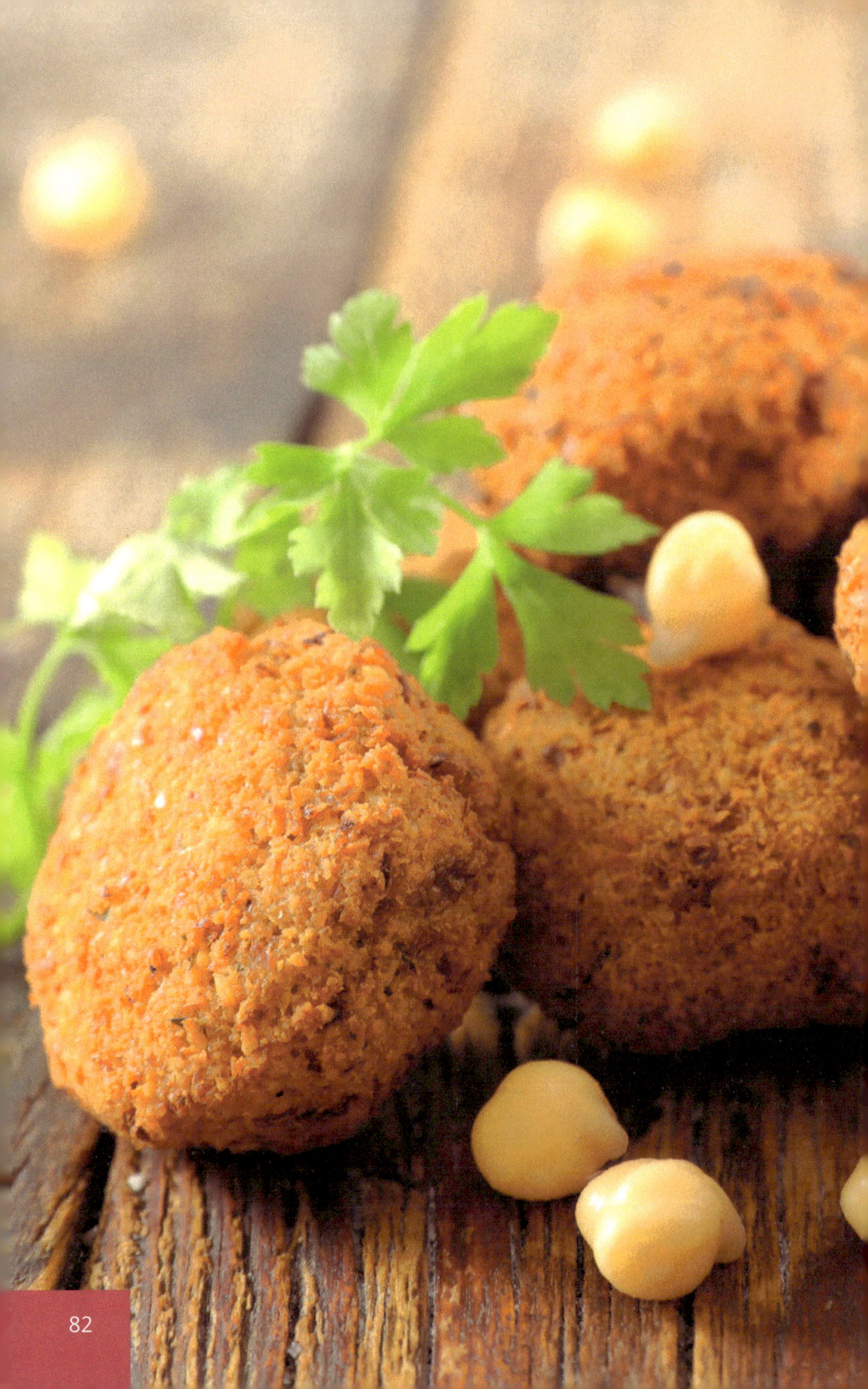

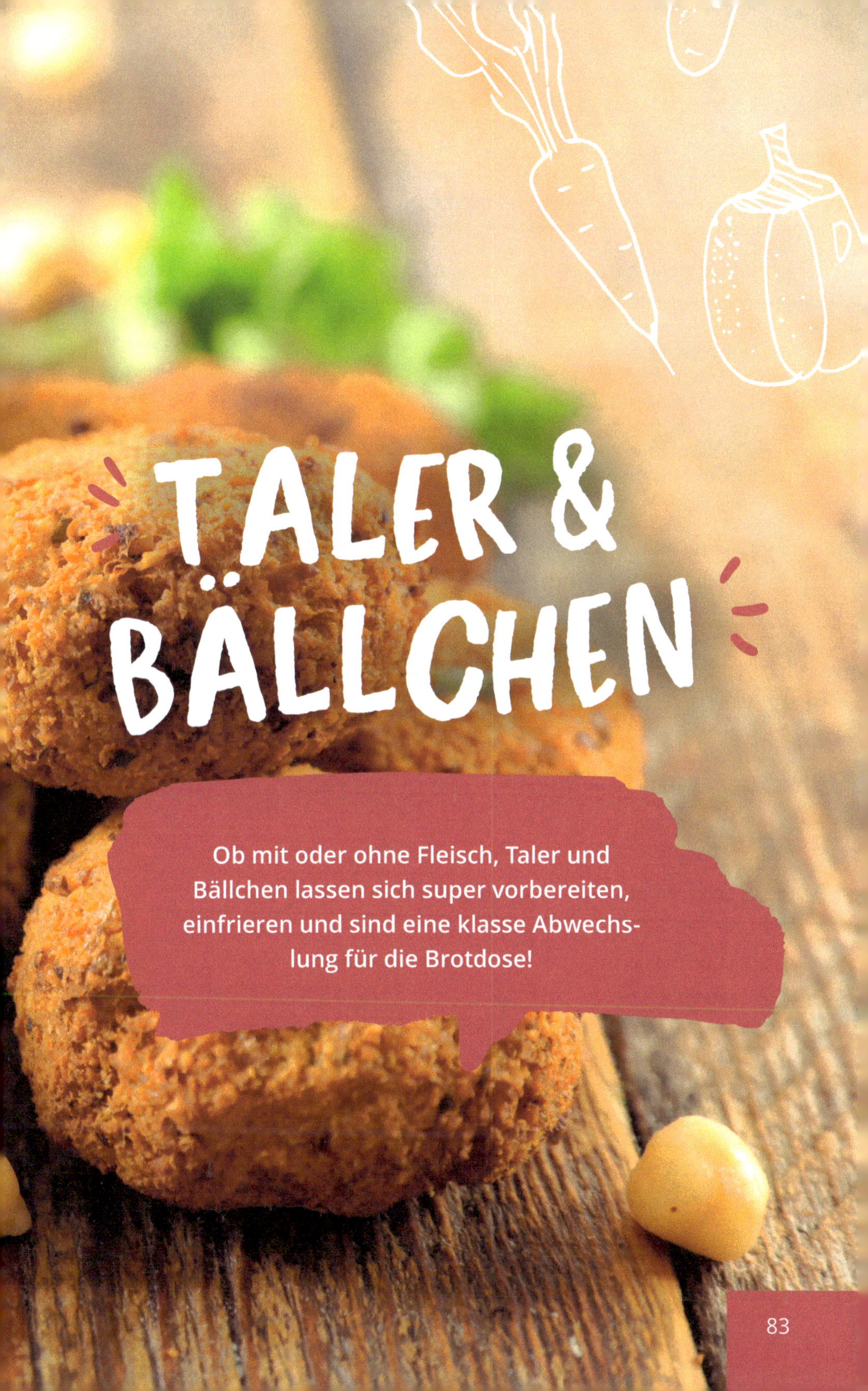

# TALER & BÄLLCHEN

Ob mit oder ohne Fleisch, Taler und Bällchen lassen sich super vorbereiten, einfrieren und sind eine klasse Abwechslung für die Brotdose!

# GRUNDREZEPT GETREIDEBÄLLCHEN

Diese Bällchen mit Getreide sind nährstoffreich und lecker. Du kannst sie mit allerlei Gemüse verfeinern und sie so immer wieder neu gestalten.

300–400 g Gemüse
150 g Getreide oder Mehl
2 Eier
1–2 EL Kräuter (z. B. italienische Kräuter)
Salz
optional: 2 EL Käse

1. Gemüse waschen, putzen und gegebenenfalls schälen. In kleine Würfel schneiden.

2. Mit wenig Wasser bedeckt weichkochen und mit dem Kochwasser pürieren oder mit 1–2 EL Wasser fein gewürfelt in einer Pfanne garen.

3. Mit den restlichen Zutaten vermengen, Bällchen, Stangen oder Taler formen und entweder in etwas Öl anbraten oder im Backofen goldbraun backen.

**Dieses Getreide kannst du nutzen:**

- Weizenmehl
- Dinkelmehl
- Haferflocken
- Hirseflocken
- Kichererbsenmehl
- Buchweizenmehl
- Couscous (gekocht)
- Quinoa (gekocht)
- Reis (gekocht)
- Hirse (gekocht)
- Kichererbsen (gekocht)

**Tipp:** Das Ei kannst du auch durch mehr Getreide/Mehl ersetzen!

# COUSCOUS-GEMÜSE-BÄLLCHEN

10 min Vorbereitung | 15 min Zubereitung 4 Portionen

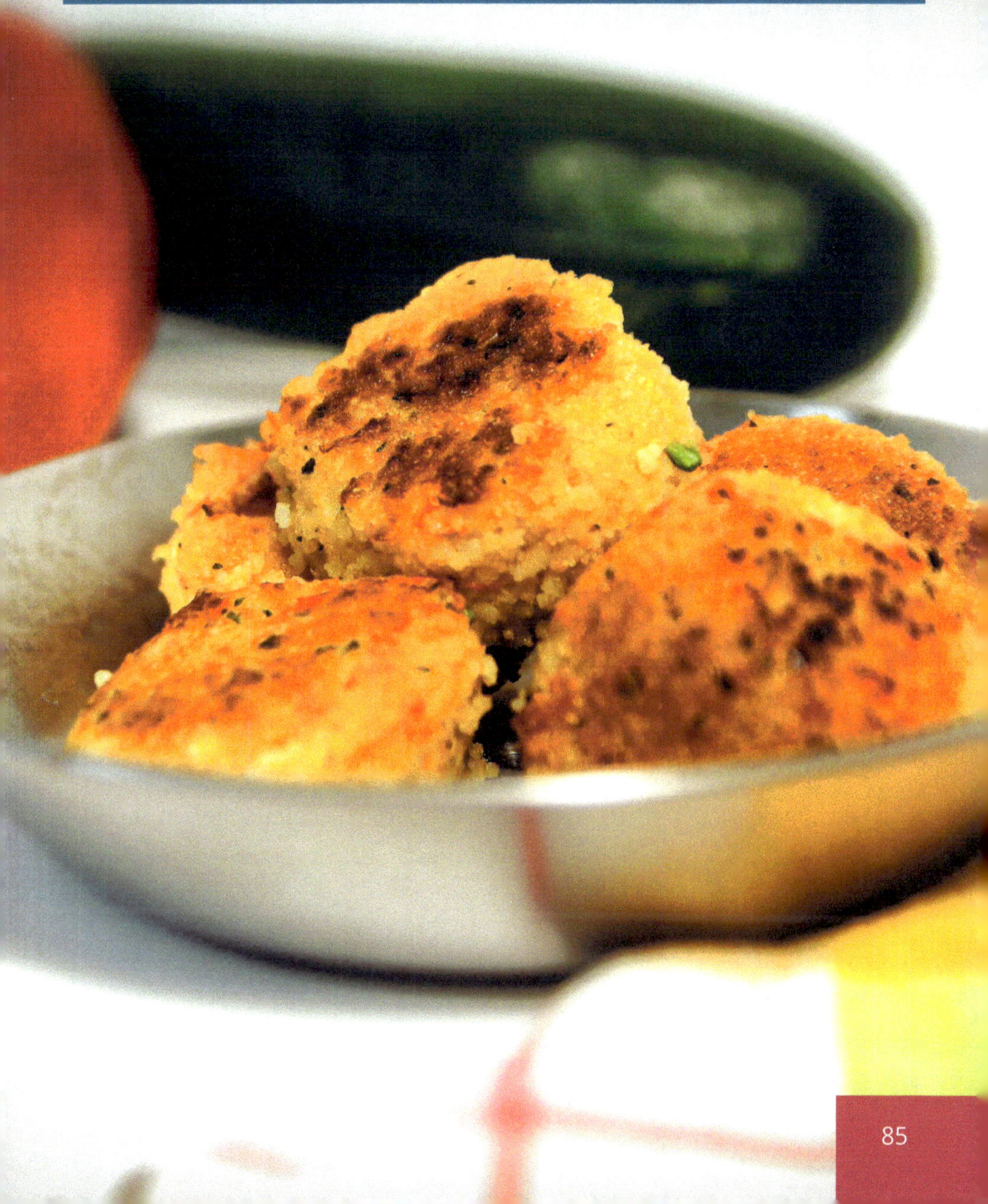

| | |
|---|---|
| 300 ml Wasser | 1/2 Zucchini |
| 150 g Couscous | 1/2 Paprika |
| 1 Karotte | Rapsöl |
| 1 Zwiebel | |

1. Wasser aufkochen und den Couscous mit kochendem Wasser übergießen. Anschließend einige Minuten quellen lassen.
2. In der Zwischenzeit Gemüse waschen, putzen und in sehr feine Würfel schneiden. Mit wenig Wasser weichkochen (alternativ kann das Gemüse auch in etwas Öl weich gedünstet werden).
3. Gemüse mit einem Teil des Kochwassers pürieren oder ganz lassen und so viel Couscous unterrühren, dass die Masse formbar ist.
4. Einen Esslöffel Rapsöl dazugeben und aus der Couscous-Gemüsemasse kleine Bällchen formen. In etwas Öl goldbraun braten.
5. Dazu passt eine Creme aus Joghurt, Frischkäse, Salz, Pfeffer und Limettensaft.

**GUTEN APPETIT!**

**Tipp:**

Damit die Bällchen noch knuspriger werden, vor dem Braten in zerkleinerten Cornflakes bzw. Tortilla Chips oder in Paniermehl wälzen.

# GRUNDREZEPT GEMÜSEFRIKADELLEN

Hackbällchen sind bei vielen Kindern sehr beliebt und sie eignen sich ganz wunderbar, um viel Gemüse darin unterzubringen. Zusammen mit (Vollkorn-)Nudeln und Gemüse-Tomatensauce eine leckere und nährstoffreiche Mahlzeit!

500 g Hackfleisch
200 g Gemüse
100 g Paniermehl
1 Ei
Gewürze und Kräuter nach Geschmack

Zubereitung:
Gemüse waschen, putzen und fein würfeln oder reiben. Alle Zutaten vermengen und die Masse zu Kugeln oder Talern formen. In Öl braten, bis das Fleisch komplett gar ist.

**Diese Gemüsesorten eignen sich besonders gut:**

- Erbsen
- Karotten
- Zucchini
- Blumenkohl
- Brokkoli
- Paprika
- Fenchel

**Tipp:**

Statt Paniermehl kannst du auch ein in Wasser eingeweichtes und anschließend ausgedrücktes Brötchen verwenden. Das macht die Bällchen besonders locker.

# GEMÜSEFRIKADELLEN

**mit Karotte und Zucchini**

15 min Vorbereitung | 15 min Zubereitung 4 Portionen

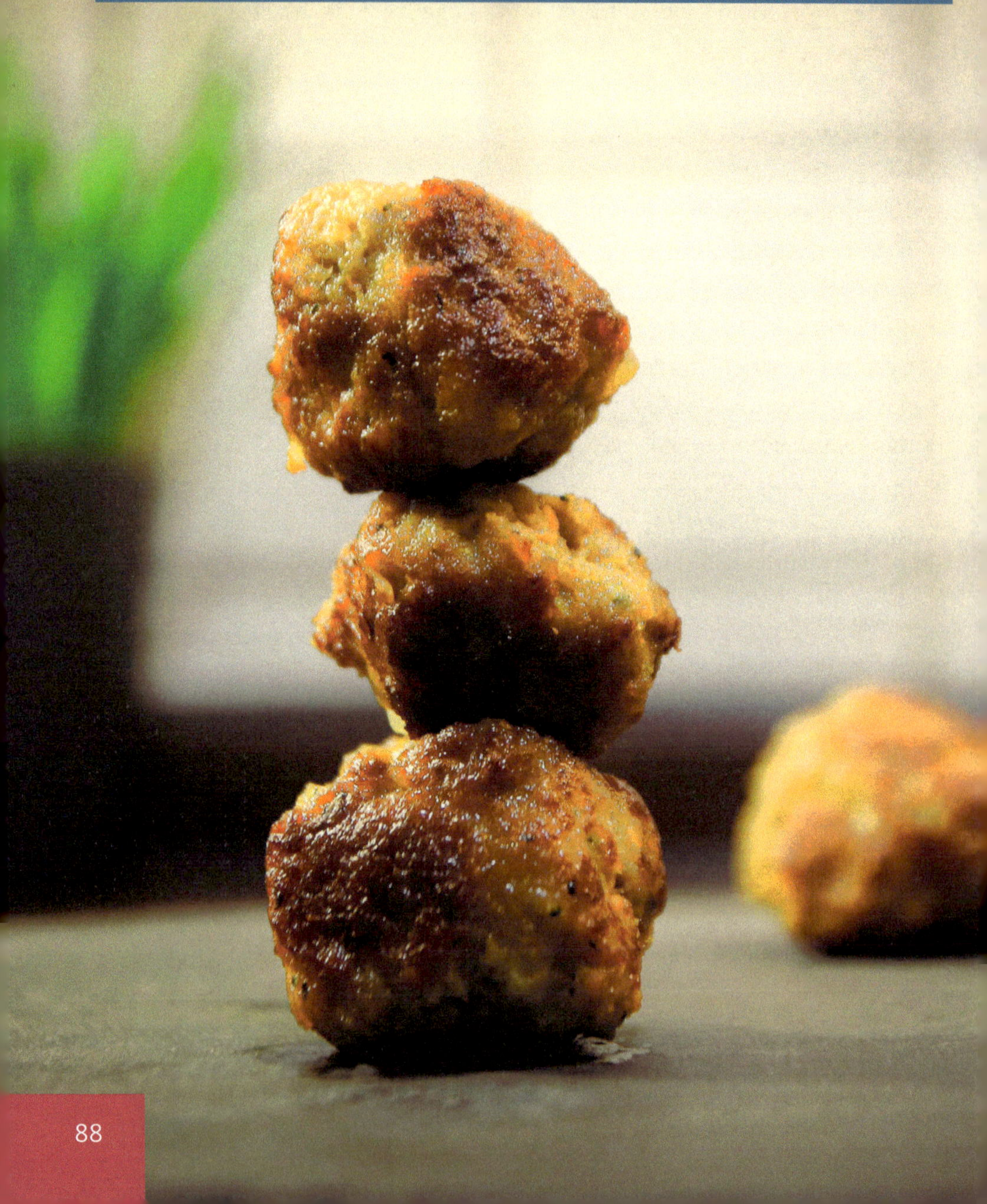

500 g Hackfleisch
1 Karotte
1 kleine Zucchini
1/2 Zwiebel
1 Knoblauchzehe
100 g Paniermehl
1 Ei
je 1 TL Paprikapulver (edelsüß) und Oregano
Salz

1. Karotten schälen, Zucchini waschen, Zwiebel und Knoblauch abziehen.

2. Karotte und Zucchini fein reiben, Knoblauch und Zwiebel fein würfeln.

3. Gemüse, Ei, Paniermehl und Gewürze zum Hackfleisch geben und alles gut vermengen.

4. Aus der Fleischmasse kleine Bällchen formen und in etwas Öl rundherum anbraten, bis sie von allen Seiten knusprig durchgebraten und goldbraun sind.

**GUTEN APPETIT!**

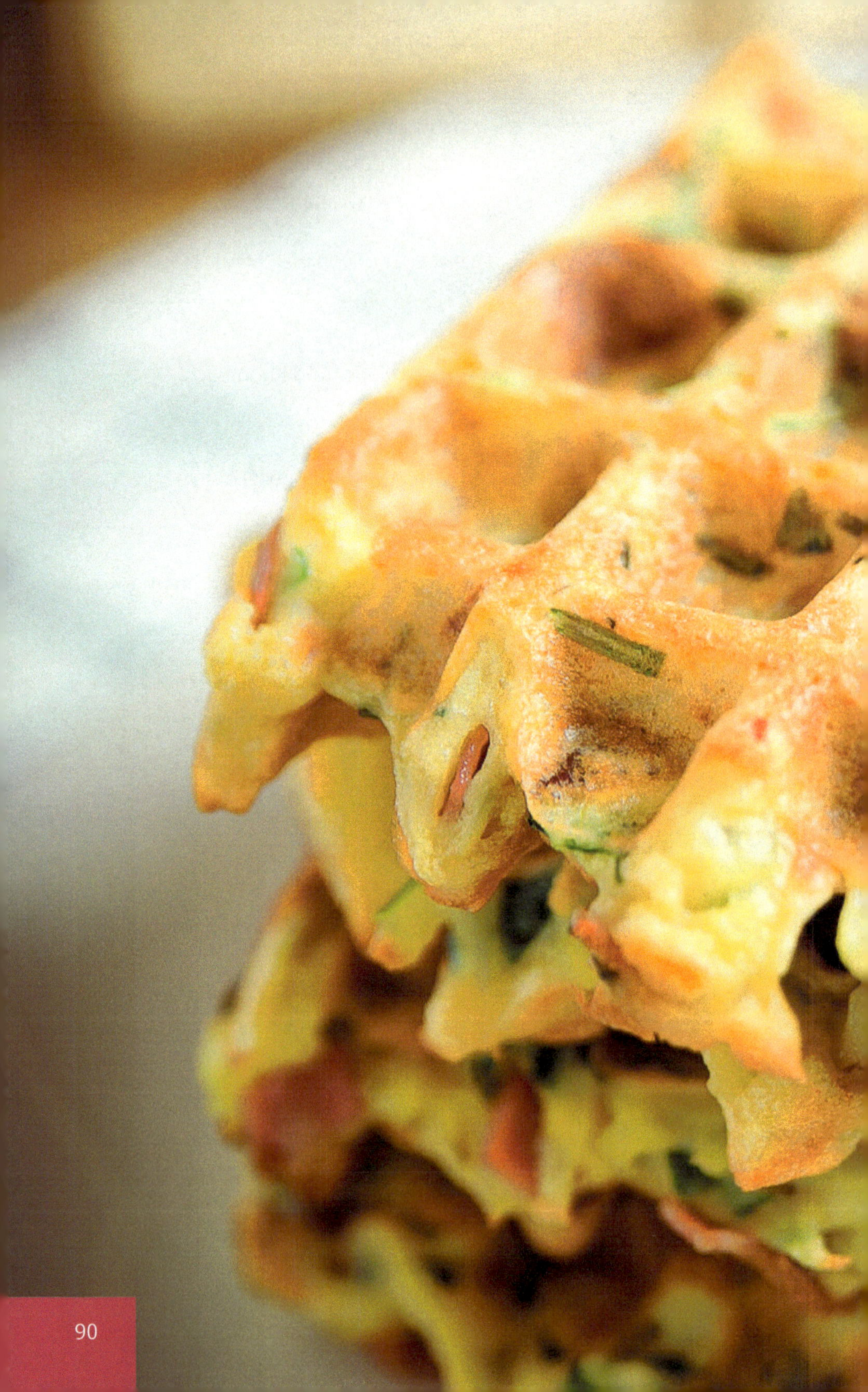

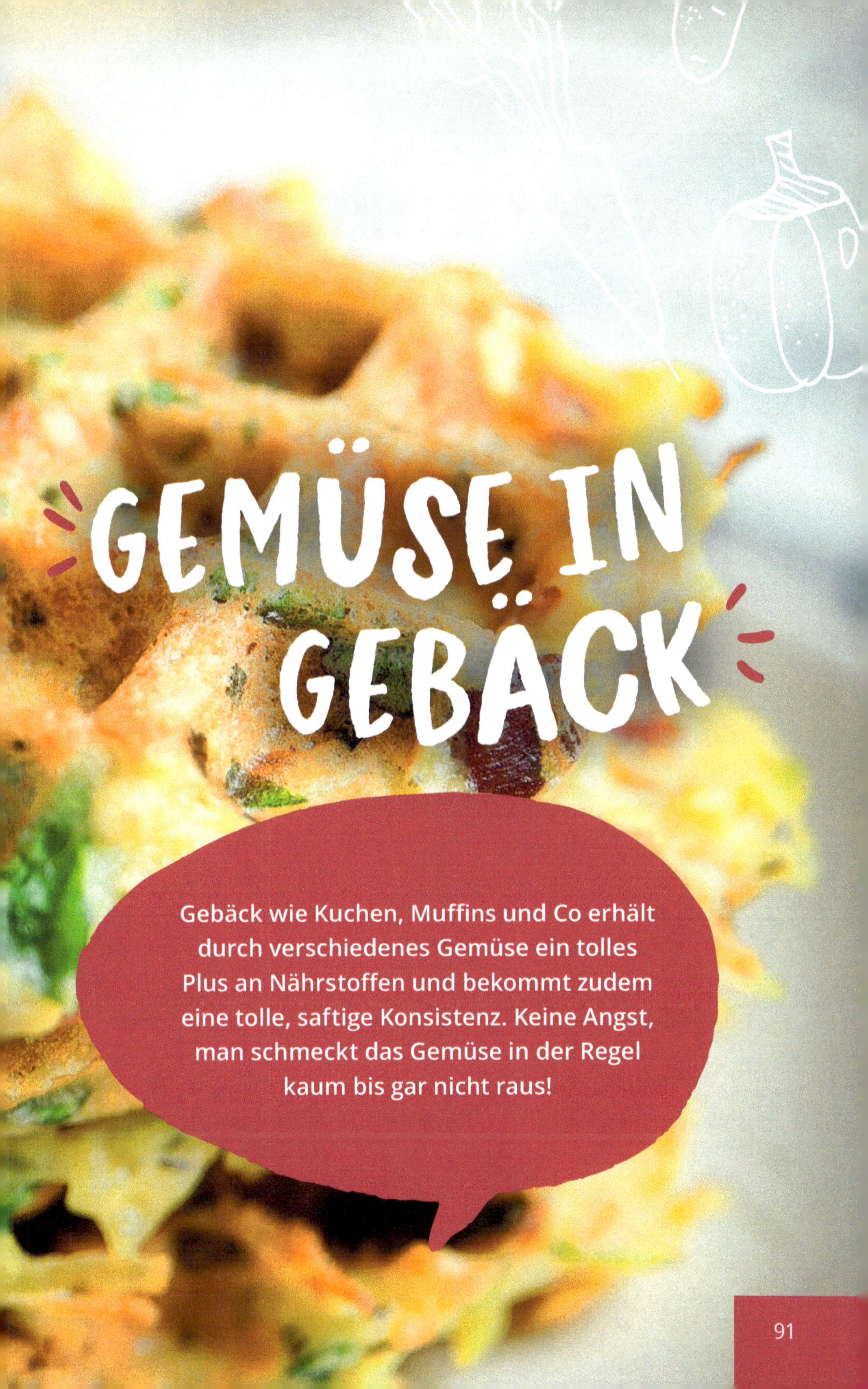

# Gemüse in Gebäck

Gebäck wie Kuchen, Muffins und Co erhält durch verschiedenes Gemüse ein tolles Plus an Nährstoffen und bekommt zudem eine tolle, saftige Konsistenz. Keine Angst, man schmeckt das Gemüse in der Regel kaum bis gar nicht raus!

# GRUNDREZEPT GEMÜSEMUFFINS

Muffins eignen sich hervorragend, um die sehr nährstoffreichen Hülsenfrüchte und viele weitere Gemüsesorten zu verarbeiten. So kann man aus einer Süßigkeit einen leckeren und gesunden Snack machen.

250 g Mehl
1/2 Pck. Backpulver
1/2 TL Natron
1 Prise Salz
2 Eier
100 g Butter oder Rapsöl
100 g Joghurt oder Buttermilch
50–100 g Zucker
150 g Gemüse
150 g Hülsenfrüchte (oder mehr Gemüse)
Optional: gehackte Nüsse oder Schokolade

1. Die trockenen Zutaten in einer Schüssel mischen.
2. Gemüse waschen und reiben. Hülsenfrüchte kochen und abkühlen lassen. Anschließend im Mixer zerkleinern.
3. Eier in einer zweiten Schüssel verquirlen, mit Joghurt, Zucker, Gemüse und Hülsenfrüchten mischen. Die trockenen Zutaten hinzugeben und vorsichtig untermengen. Nur so lange rühren, bis die trockenen Zutaten feucht sind. Es bleibt eine „klumpige“ Masse.
4. Den Teig auf ein Muffinblech verteilen. Bei 180° C Umluft für ca. 25 min backen.

**Tipp:**

Muffins eignen sich zum Einfrieren – und zwar sowohl roh als auch fertig gebacken.

Dafür den fertigen, rohen Teig in eine Muffinform füllen, diese in einen Gefrierbeutel geben, einfrieren und vor dem Backen ca. 4 Stunden antauen lassen.

Gebackene Muffins können ebenfalls einfach in einem Gefrierbeutel eingefroren werden. Dort halten sie sich ca. 4 Monate. Diese nach dem Auftauen nochmals kurz aufbacken oder in der Mikrowelle auftauen, dann schmecken sie so gut wie frisch gemacht.

# LINSEN-ZUCCHINI-SCHOKOMUFFINS

30 min Vorbereitung | 25 min Zubereitung — 12 Stück

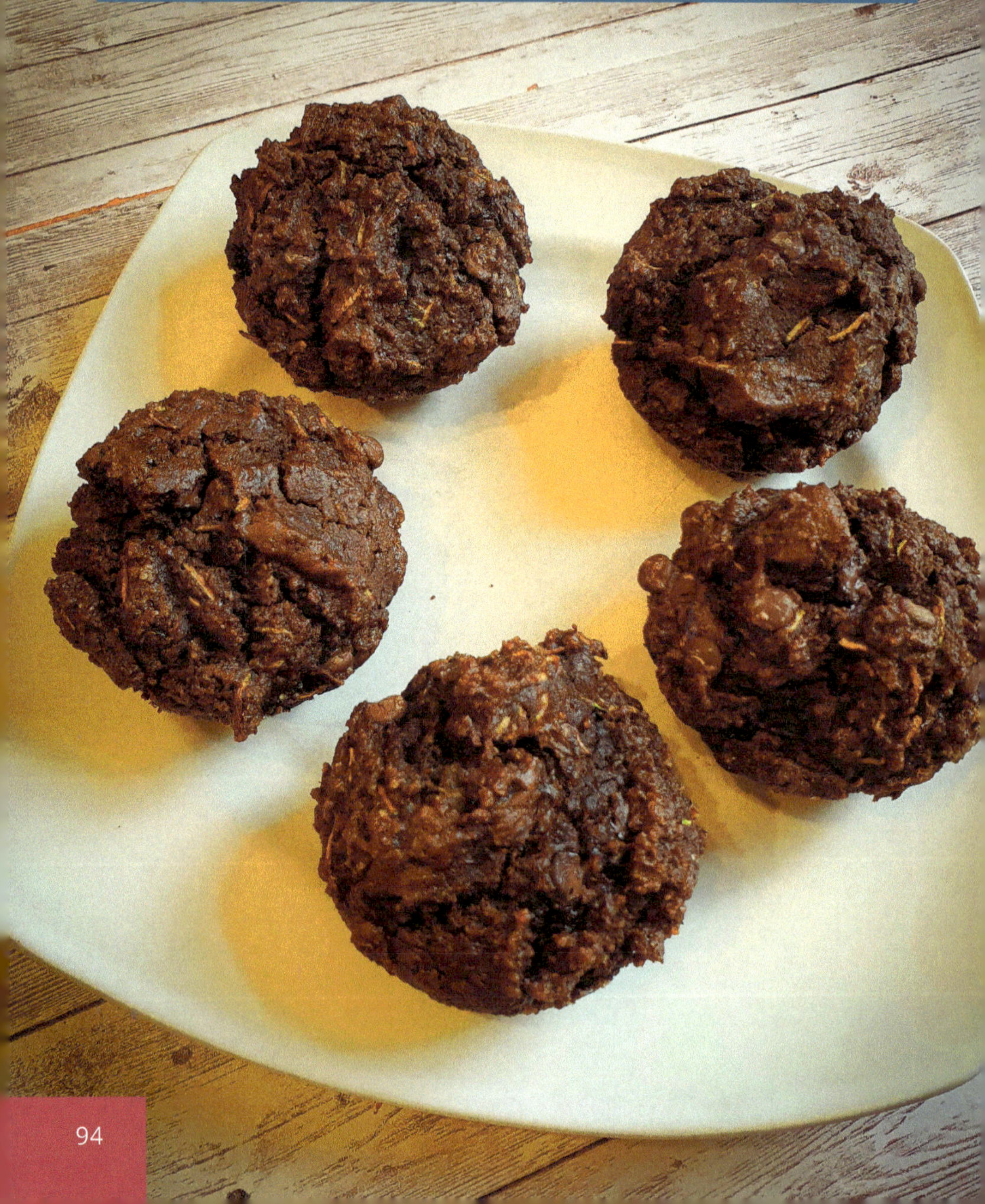

150 g Mehl
100 g gemahlene Mandeln
2 EL Kakaopulver
1/2 Pck. Backpulver
1/2 TL Natron
1 Prise Salz
2 Eier
100 ml Rapsöl

100 g Joghurt
70 g Zucker
150 g Zucchini
150 g Linsen (Trockengewicht)
50–100 g gehackte Schokolade oder Schokotropfen

1. Die trockenen Zutaten (Mehl, Mandeln, Kakao, Backpulver, Natron, Salz) in einer Schüssel vermischen.

2. Zucchini waschen und reiben. Ausdrücken und überschüssige Flüssigkeit abgießen. Linsen kochen und abkühlen lassen.

3. Linsen mit dem Öl in einem Mixer zerkleinern. Eier in einer zweiten Schüssel verquirlen, mit Joghurt, Zucker, Zucchini und Linsen mischen.

4. Die trockenen Zutaten hinzugeben und vorsichtig untermengen. Nur so lange rühren, bis die trockenen Zutaten feucht sind. Es bleibt eine „klumpige“ Masse.

5. Schokolade unterrühren und den Teig auf ein Muffinblech verteilen. Bei 180° C Umluft für ca. 25 min backen.

**GUTEN APPETIT!**

# KUCHEN UND KEKSE MIT GEMÜSE

Gemüse in Kuchen und Keksen? Ja, das geht! Und ist sogar richtig lecker. So kommt auch der größte Gemüsemuffel auf eine Portion Gemüse! Gemüse verleiht Kuchen eine besonders saftige Konsistenz und ein leckeres Aroma, ohne dass er zu sehr nach Gemüse schmeckt. Für Kuchen gibt es dafür zahllose sehr bekannte Beispiele und Rezepte wie Kürbis- oder Karottenkuchen.

Gemüse lässt sich in der Regel einfach in (fast) jedes Rührkuchenrezept einbauen.
Dafür ersetzt du einen Teil der Flüssigkeit durch Gemüsepüree oder kannst es bei unkomplizierten Rezepten auch einfach so hinzufügen.
Bei Keksen klappt es ähnlich, diese werden dann allerdings in der Regel weicher bleiben und nicht so knusprig.

**Dieses Gemüse passt gut dazu:**

- Linsen
- Bohnen
- Kichererbsen
- Süßkartoffel
- Kürbis
- Karotte
- Zucchini
- Erbsen

**Probier doch mal folgende Kuchen aus:**

- Kürbiskuchen
- Zucchinikuchen
- Karottenkuchen
- Rote-Bete-Brownies
- Pastinakenkuchen

# SÜßKARTOFFEL COOKIES

10 min Vorbereitung | 30 min Zubereitung 15 Stück

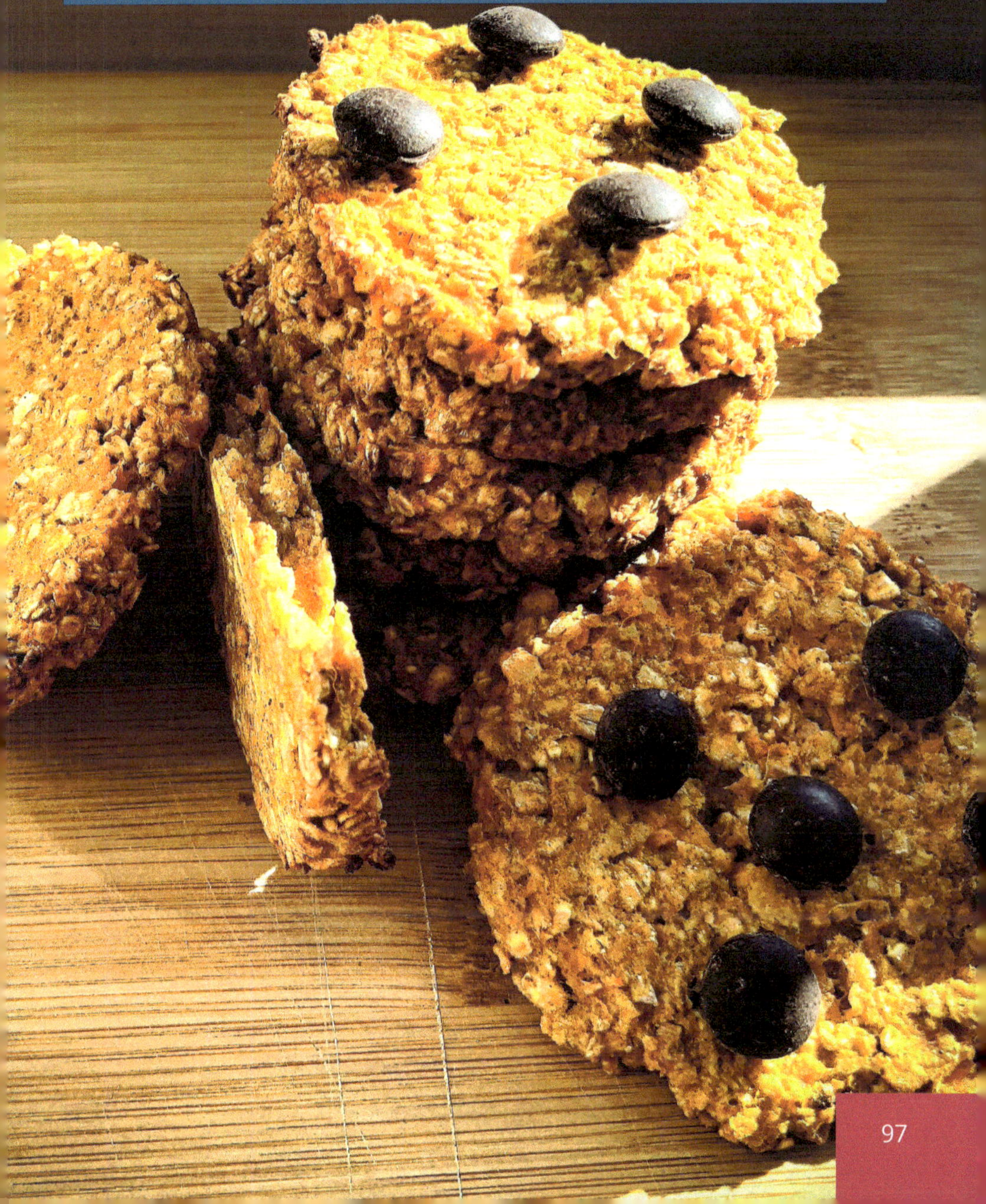

| | | | |
|---|---|---|---|
| 250 g | Süßkartoffel, geschält | 100 g | Haferflocken |
| 100 g | Apfelmark | 1 TL | Zimt |
| 1 | Ei | 1 EL | Rapsöl |
| 50 g | Mandeln, gehackt | 50 g | Schokotropfen |

1. Süßkartoffeln schälen und in Stücke schneiden. In einem Topf mit Wasser kochen, bis die Stücke schön weich sind (ca. 10 min).

2. Wasser abgießen und Süßkartoffeln mit einer Gabel zermatschen. Anschließend Apfelmark, Ei, Öl, Haferflocken, Mandeln und Zimt hinzugeben, alles zusammen vermengen und zu einer zähen Teigmasse verrühren. Gegebenenfalls etwas Wasser hinzufügen.

3. Zuletzt noch die Schokotropfen untermischen und mit 2 Löffeln kleine Haufen auf ein mit Backpapier ausgelegtes Backblech geben. Diese dann mit einem feuchten Löffel etwas platt drücken.

4. Bei ca. 180° C (Ober-/Unterhitze) für 15–20 Minuten backen.

**GUTEN APPETIT!**

# ROTE-BETE-SCHOKOKUCHEN

**mit Erdbeercreme**

15 min Vorbereitung | 60 min Zubereitung 8 Portionen

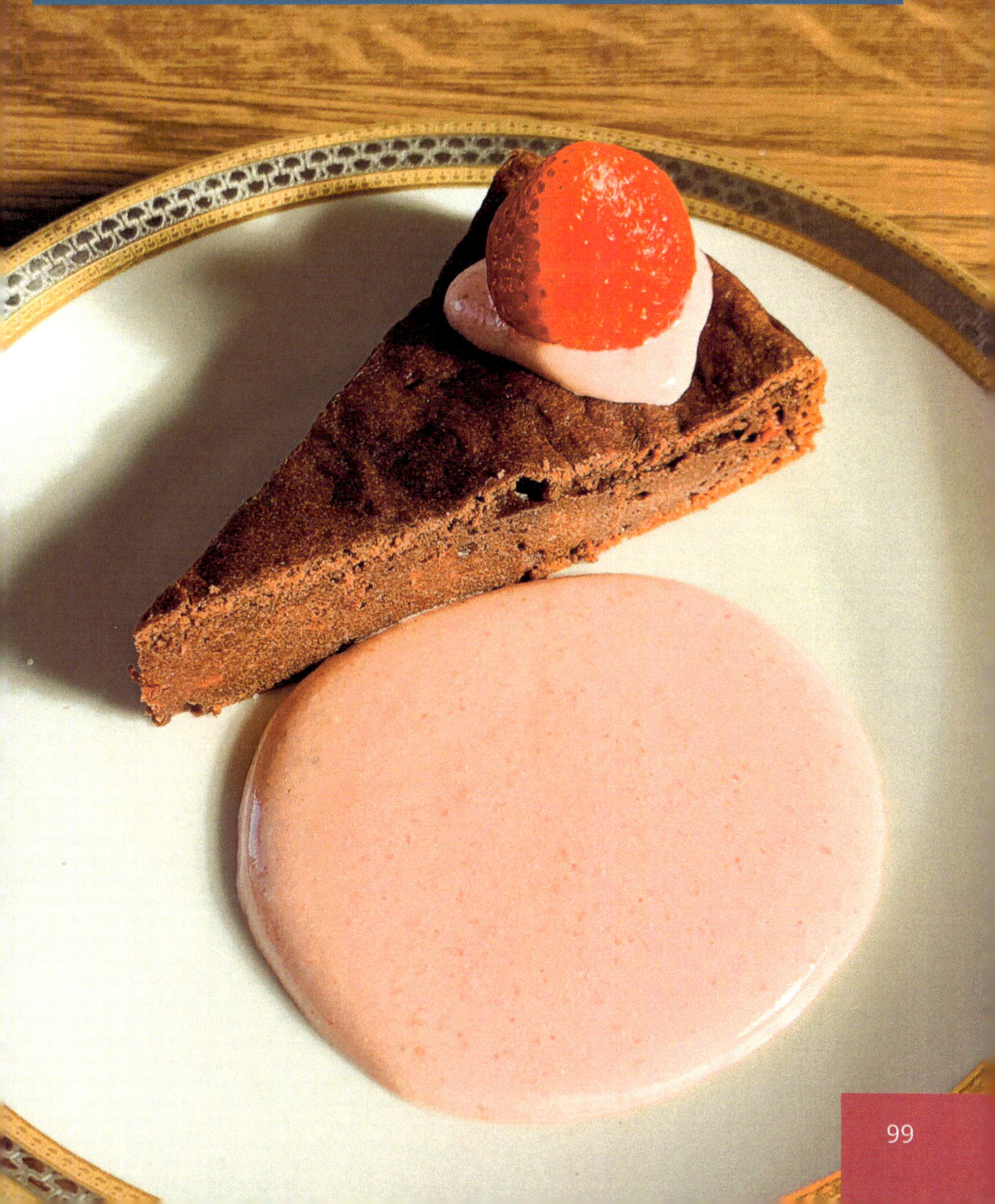

| | |
|---|---|
| 200 g | Rote Bete (gekocht) |
| 150 g | Joghurt |
| 3 | Eier |
| 100 ml | Öl |
| 180 g | Mehl |
| 60 g | Kakaopulver |
| 100 g | Zucker |
| 1 Prise | Zimt |
| 1 Prise | Salz |
| 2 TL | Backpulver |

Für die Creme:

| | |
|---|---|
| 500 g | Erdbeeren |
| 250 g | Sahne |
| 250 g | Mascarpone |
| 2–3 EL | Zucker |

1. Rote Bete würfeln und pürieren (Achtung! Sie färben stark, am besten Einmalhandschuhe tragen). In einer Schüssel mit Joghurt, Öl und Eiern vermischen.

2. Mehl, Kakao, Zucker, Zimt, Salz und Backpulver mischen. Den Rote-Bete-Mix hinzufügen und kurz verrühren.

3. Teig in eine gefettete Springform geben, glatt streichen und bei 175° C (Ober-/Unterhitze) ca. 60 Minuten backen. Mit einem Holzstäbchen testen, ob er fertig ist. Bleibt nichts am Stäbchen kleben, ist er gar.

4. Für die Creme die Sahne steif schlagen. Erdbeeren (bis auf einige zum Dekorieren) mit dem Zucker pürieren und unter den Mascarpone rühren. Geschlagene Sahne unterheben und zum Kuchen servieren.

**GUTEN APPETIT!**

# GRUNDREZEPT WAFFELN

Waffeln lassen sich hervorragend mit Gemüse pimpen – und zwar sowohl als süße Waffeln als auch in der herzhaften Variante.

| | |
|---|---|
| 200 g | Mehl |
| 2–3 | Eier |
| 125 g | Butter |
| 1 TL | Backpulver |
| 100–200 ml | Milch oder Joghurt |
| 100–200 g | Gemüse |

optional: Banane, Fruchtmark oder Zucker

Butter schaumig rühren und zuerst die Eier (und gegebenenfalls den Zucker) unterrühren und dann die restlichen Zutaten hinzufügen. Portionsweise in einem Waffeleisen ausbacken.

**Das passt gut zu herzhaften Waffeln:**

- Paprika
- Brokkoli
- Blumenkohl
- Spinat (blanchiert und püriert oder gehackt)
- Erbsen
- Mais
- Rote Bete (gekocht und püriert)
- Kürbis (gekocht und püriert)
- Süßkartoffel (gekocht und gestampft)
- Zwiebel

**Gemüse für süße Waffeln:**

- Blumenkohl
- Zucchini
- Kürbis (gekocht und gestampft)
- Karotten (geraspelt)
- Süßkartoffel (gekocht und gestampft)
- Rote Bete (gekocht und püriert)

# KÜRBIS-BANANENWAFFELN

ohne Zucker

15 min Vorbereitung | 20 min Zubereitung

15 kleine Waffeln

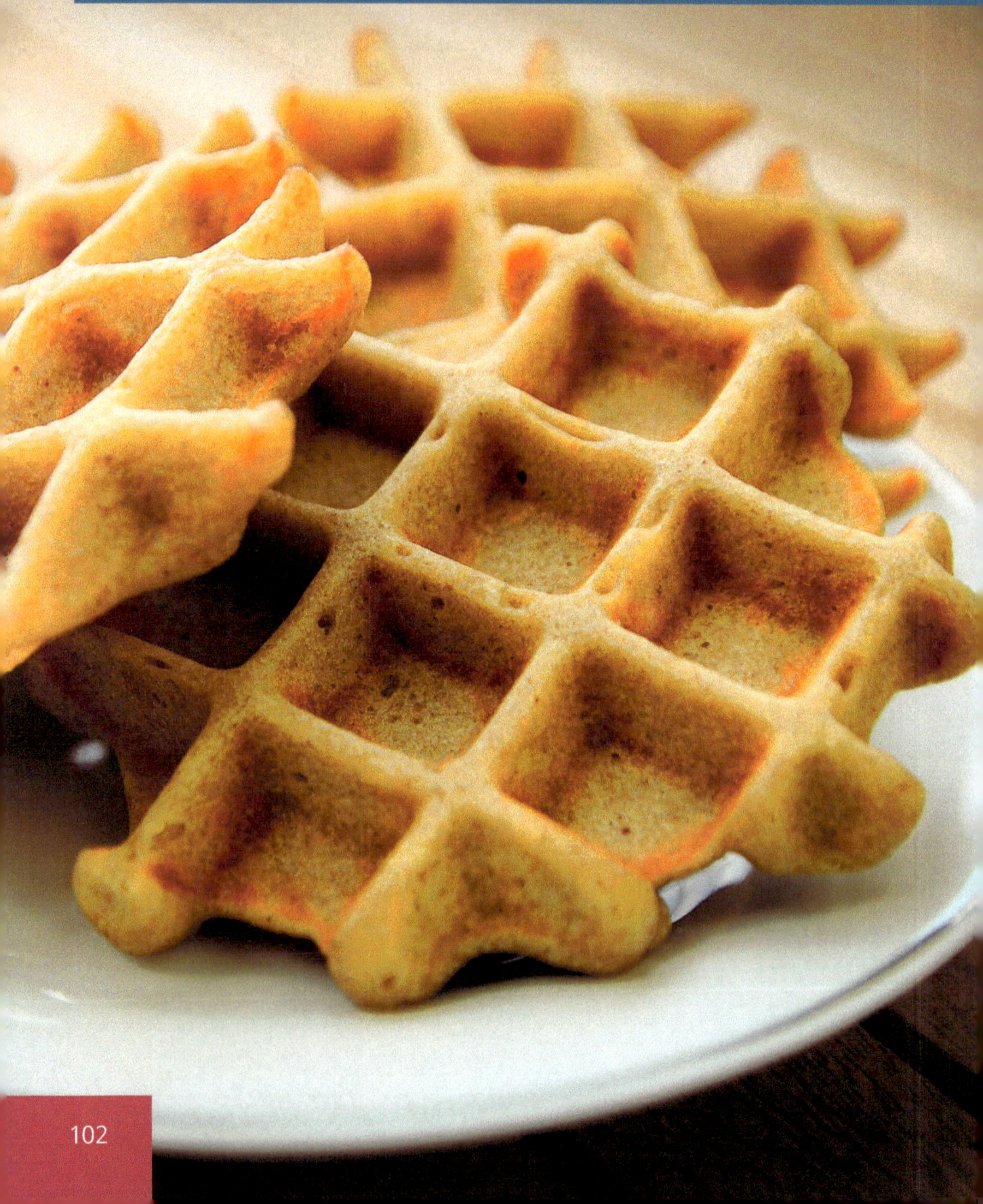

150 g zimmerwarme Butter
2 Eier
200 g Buchweizenmehl (alternativ: Vollkornmehl)
1 TL Backpulver
je eine Prise Zimt, Kardamom und Muskat

150 ml Milch (alternativ Pflanzen- oder Nussdrink)
150 g Kürbispüree
1 Banane

1. Die Butter mit dem Handrührgerät schaumig rühren.
2. Eier hinzufügen und gut unterrühren.
   Mehl mit Backpulver und den Gewürzen mischen. Dann die Mehlmischung und Milch abwechselnd hinzugeben.
3. Banane mit einer Gabel zerdrücken und zusammen mit dem Kürbispüree unterrühren.
4. Je einen EL Teig pro Waffel in ein gefettetes Waffeleisen geben und goldbraun backen.

**GUTEN APPETIT!**

**Tipp:**

Die Waffeln eignen sich ebenfalls gut zum Einfrieren und können portionsweise im Toaster aufgetaut werden.

# HERZHAFTE GEMÜSEWAFFELN

15 min Vorbereitung | 20 min Zubereitung — 15 kleine Waffeln

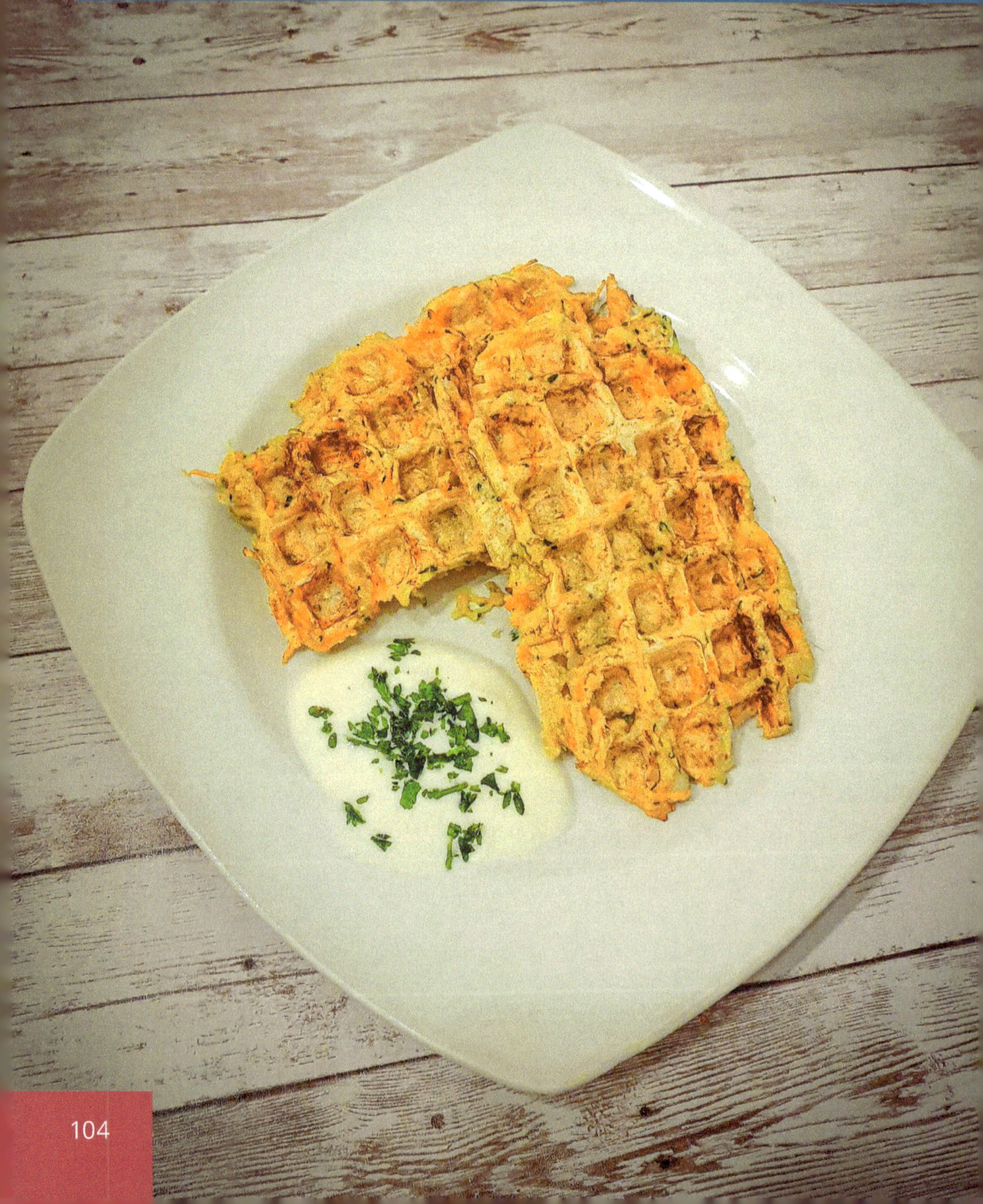

150 g Mehl
3 Eier
200 g Joghurt
1 Zucchini
2 kleine Karotten
1 kleine Zwiebel
1 Knoblauchzehe
etwas Salz und Pfeffer

1. Zucchini waschen und putzen, Karotte schälen. Beides fein reiben.
2. Eier, Joghurt und Mehl zu einem Teig verrühren. Zwiebeln und Knoblauch schälen und fein würfeln.
3. Überschüssige Feuchtigkeit aus dem geraspelten Gemüse drücken und Gemüse zum Teig hinzufügen.
4. Mit Salz und Pfeffer würzen und portionsweise im gefetteten Waffeleisen goldbraun backen.

**GUTEN APPETIT!**

**Tipp:**

Mit Kräuterquark oder Joghurt servieren!

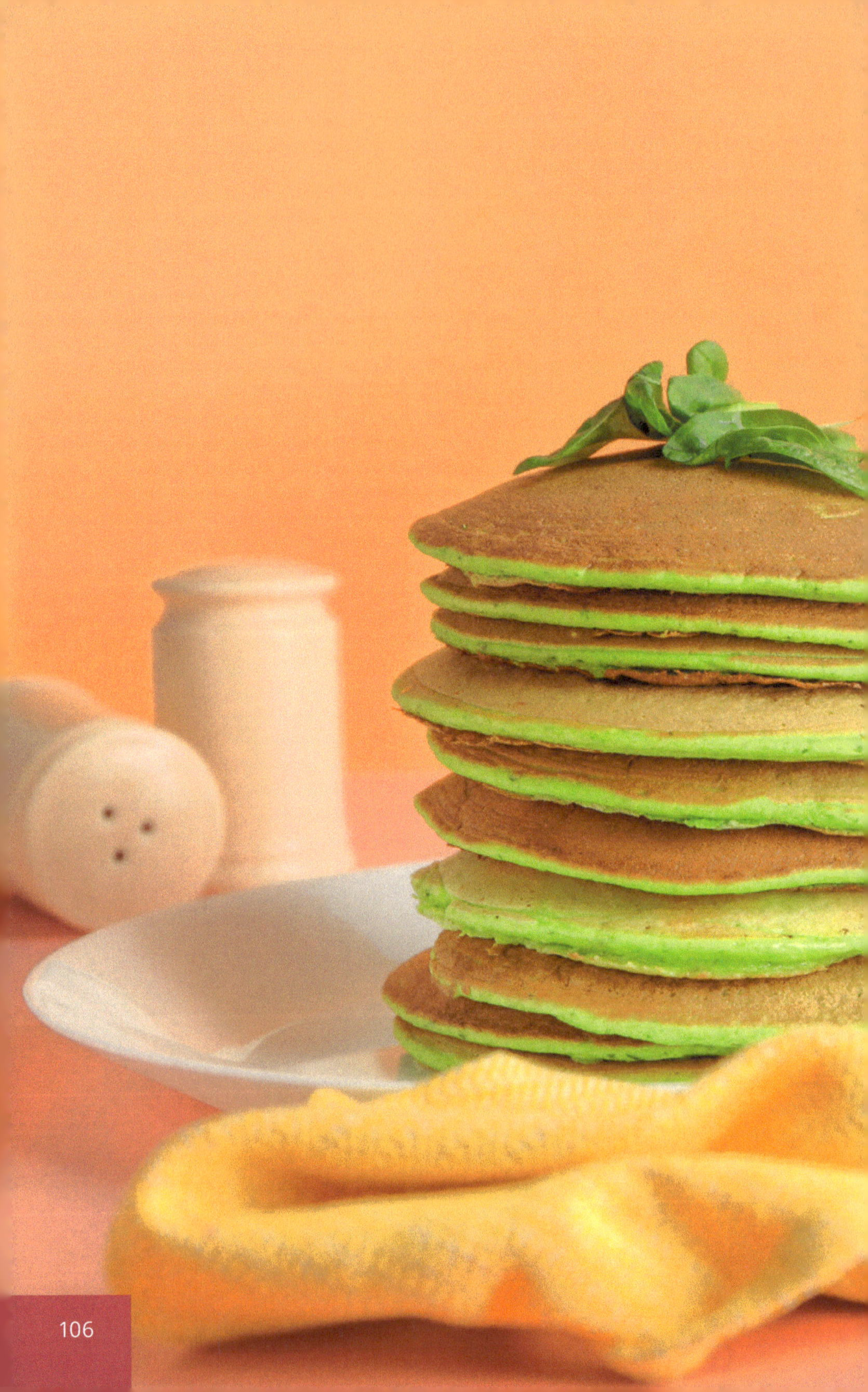

# PFANNKUCHEN & CO.

Pfannkuchen, Pancakes und
Crêpes lassen sich durch verschiedenes
Gemüse ganz bunt einfärben.
Das sieht toll aus und Ist lecker!

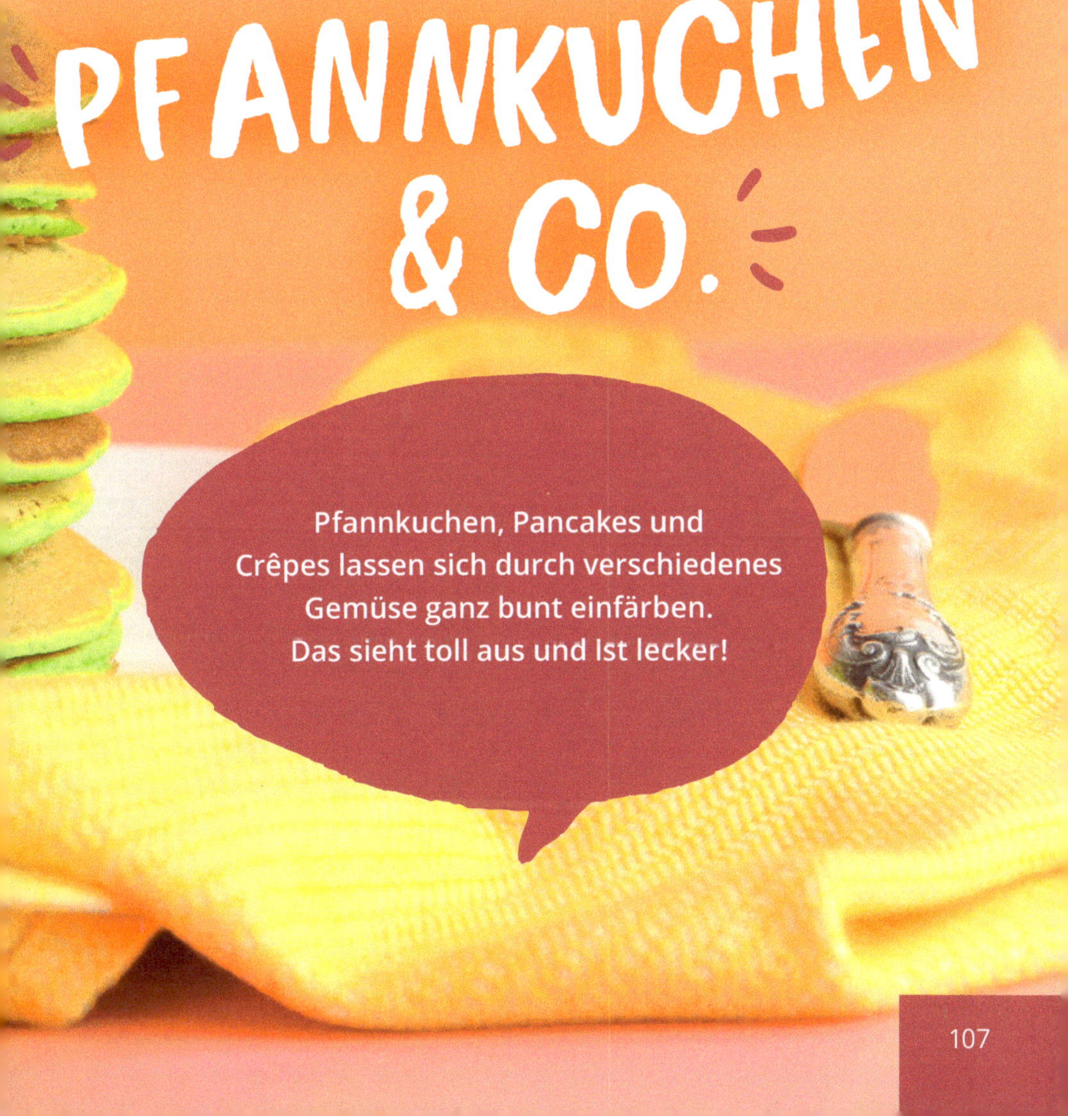

# GRUNDREZEPT PFANNKUCHEN

Pfannkuchen, Palatschinken und Pancakes sind sich sehr ähnlich, und doch alle irgendwie verschieden.
Pfannkuchen wie diese sind dick und mit Obst und Gemüse gefüllt.

250 g Mehl
300 ml Milch
1/2 TL Backpulver
2 Eier
Prise Salz

1. Alle Zutaten, bis auf das Obst und Gemüse, zu einem glatten, flüssigen Teig verarbeiten.

2. Gemüse fein würfeln oder pürieren. Obst ebenfalls fein oder grob würfeln und beides unter den Teig heben.

3. In kleinen Portionen in etwas Öl von beiden Seiten rausbacken, bis sie goldbraun sind.

**Das passt in Pfannkuchen:**

- Süßkartoffel (gekocht und gestampft)
- Karotten
- Blumenkohl
- Zucchini
- Kürbis (gekocht und gestampft)
- Rote Bete (gekocht und gestampft)
- Spinat (blanchiert und püriert)

**Tipp:**

Wenn die Pfannkuchen besonders fluffig werden sollen, kannst du die Eier vorher trennen und das Eiklar zu Eischnee aufschlagen und zuletzt vorsichtig unter den Teig heben.
Oder du gibst einen Schuss Mineralwasser zum Teig.

# OBSTPFANNKUCHEN MIT KAROTTEN

10 min Vorbereitung | 15 min Zubereitung    ca. 12 kl. Pfannkuchen

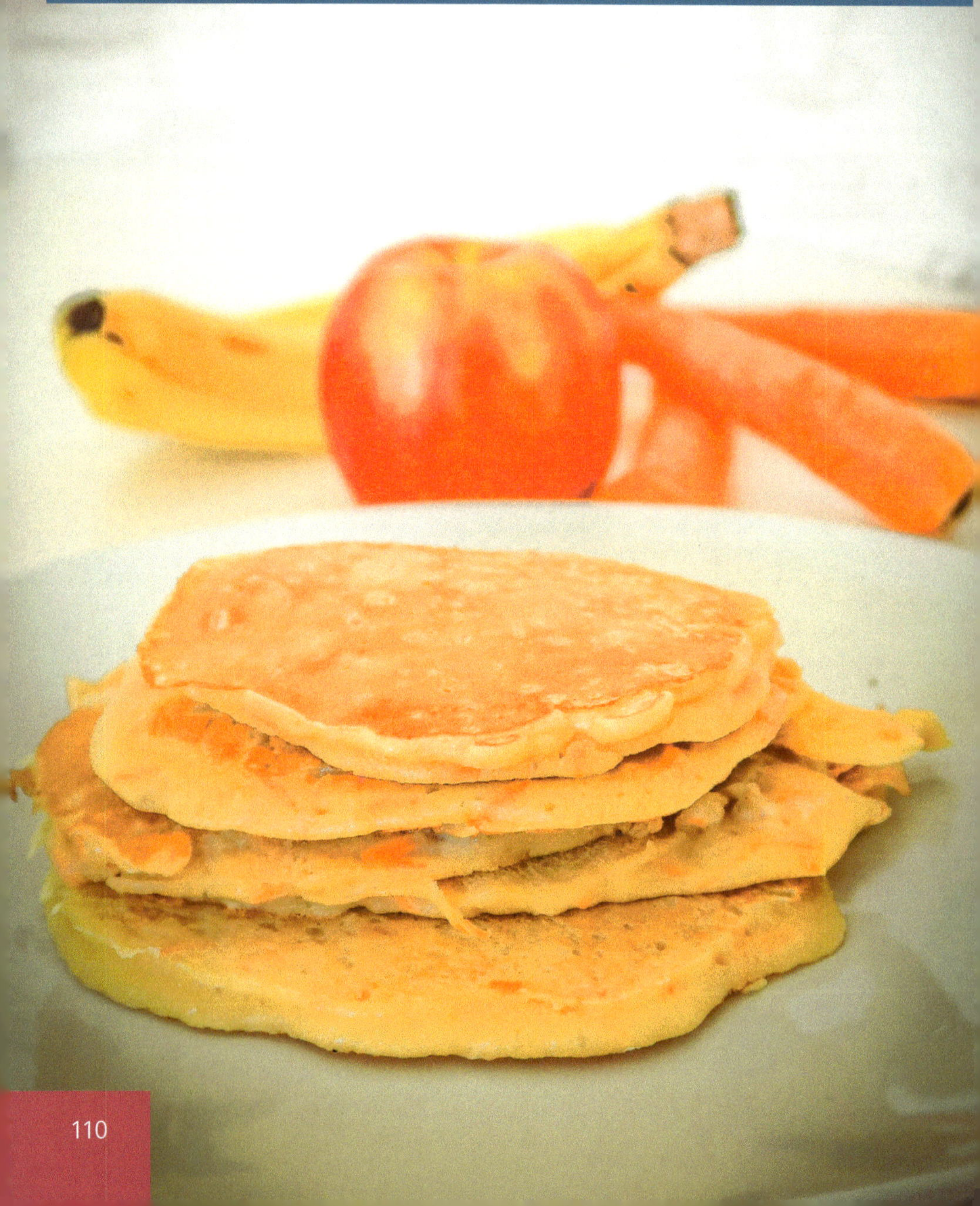

250 g Mehl
300 ml Milch
1/2 TL Backpulver
2 Eier
Prise Salz
2 Bananen
1 Apfel
2 Karotten

1. Milch, Mehl, Backpulver, Salz und Eier zu einem glatten Teig verrühren.

2. Karotte schälen und fein reiben. Eine Banane in dünne Scheiben schneiden, die zweite mit einer Gabel zerdrücken. Eine Hälfte vom Apfel in feine Würfel schneiden oder mit der Küchenmaschine zerkleinern, die andere Hälfte in dünne Scheiben schneiden.

3. Püriertes und in Scheiben geschnittenes Obst und Gemüse zum Teig geben und verrühren.

4. Portionsweise mit etwas Öl in einer Pfanne von beiden Seiten durchbraten.

**GUTEN APPETIT!**

# GRUNDREZEPT PANCAKES

Diese Pancakes sind super fluffig und lecker und lassen sich sehr gut einfrieren. Sie peppen jede Brotdose mit farbigen Akzenten auf.

250 ml Milch
200 g Mehl
1,5 TL Backpulver
4 Eier
100–200 g Gemüse (gekocht und püriert)
optional: etwas Zucker oder 1 Banane

Eier und Milch vermischen. Mehl und Backpulver mischen und esslöffelweise unterrühren.
Gemüse und Zucker oder zerstampfte Banane zum Teig hinzugeben.
Den Teig in kleinen Portionen in eine heiße Pfanne ohne Öl geben.
Sobald der Teig kleine Blasen an der Oberseite wirft, wenden und fertig braten.

**Ideen:**

- Grüne Pancakes: mit blanchiertem und püriertem Blattspinat mit Kiwi-Bananen-Sauce
- Orange Pancakes: Kürbis- oder Süßkartoffel-Püree mit Kaki-Mus
- Pinke Pancakes: mit Rote-Bete-Püree und Erdbeersauce (s. nächste Seite)

**Tipp:**

Die Pancakes lassen sich sehr gut einfrieren (dafür auf einem Teller nebeneinander einfrieren und danach in Tüten geben) und in der Mikrowelle oder im Toaster auftauen. Es lohnt sich also, gleich eine größere Menge zu backen!

# PINKE PANCAKES

## mit Roter Bete

10 min Vorbereitung | 20 min Zubereitung 4 Portionen

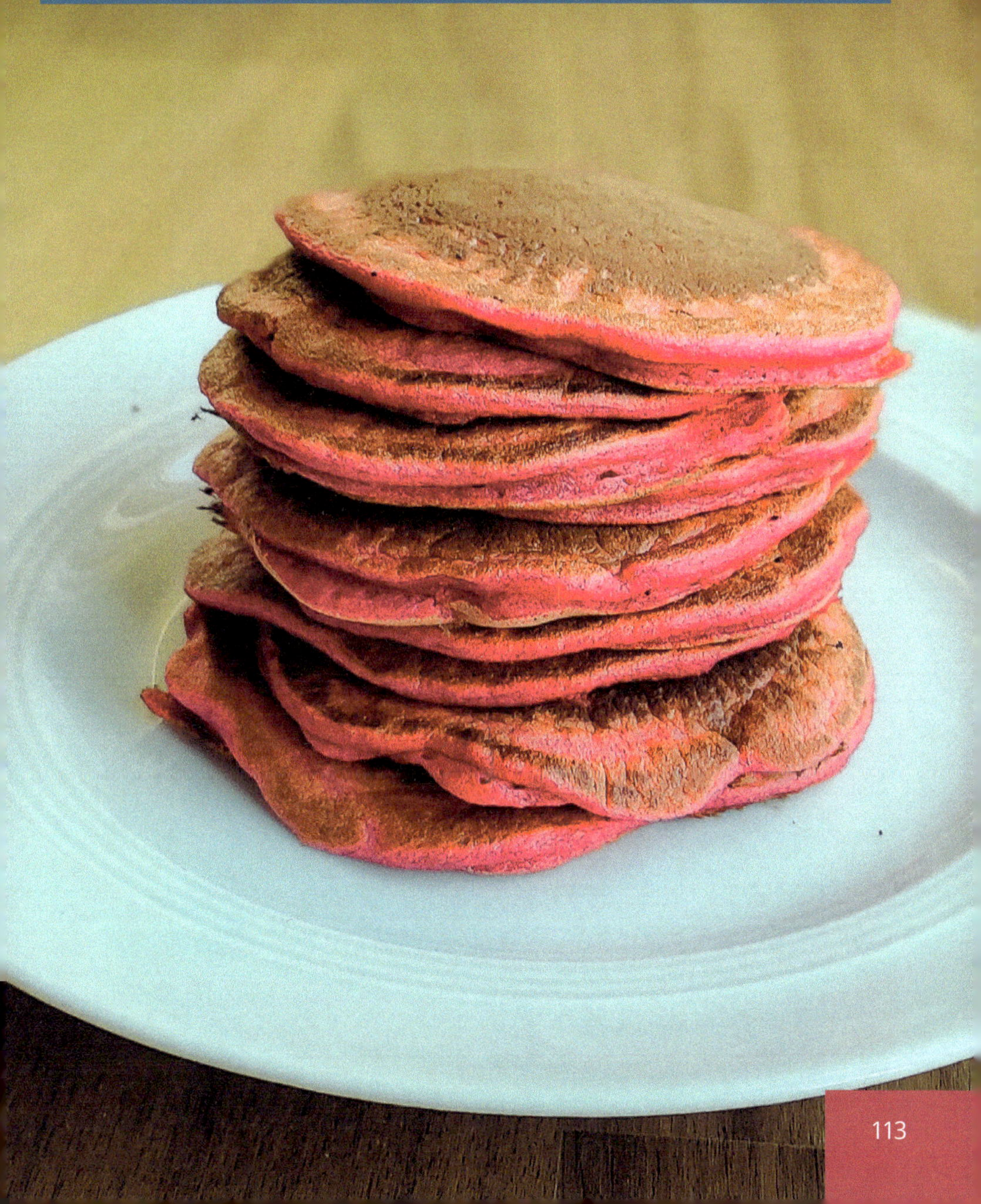

| | |
|---|---|
| 250 ml Milch | 4 Eier |
| 200 g Mehl | 1/4 Knolle Rote Bete (gekocht) |
| 1,5 TL Backpulver | 1 Banane |

1. Eier und Milch vermischen. Mehl und Backpulver mischen und esslöffelweise unterrühren.

2. Rote Bete pürieren und Banane mit einer Gabel zermatschen und zum Teig hinzugeben.

3. Den Teig in kleinen Portionen in eine heiße Pfanne ohne Öl geben.

4. Sobald der Teig kleine Blasen an der Oberseite wirft, wenden und fertig braten.

**GUTEN APPETIT!**

**Tipp:**

Die Pancakes schmecken super mit einer Sauce, püriert aus 100 g Erdbeeren und einer Banane.

# GRUNDREZEPT CRÊPES

## oder Palatschinken

Auch Crêpes oder Palatschinken lassen sich super mit etwas Gemüse einfärben und dann gefüllt aufrollen und in Scheiben schneiden. Solche Röllchen sehen toll aus und lassen sich immer wieder neu kombinieren. Da kommt sicher keine Langeweile auf!

2 Eier
250 ml Milch
250 g Mehl
Gemüsepüree nach Belieben
Wasser

Eier mit der Milch verrühren und dann nach und nach das Mehl hinzufügen. Anschließend das Gemüsepüree unterrühren. Zuletzt so viel Wasser zugeben, dass ein recht dünnflüssiger Teig entsteht.
Jeweils eine kleine Menge in eine heiße Pfanne geben und durch Kippen der Pfanne so verteilen, dass ein dünner Fladen entsteht. Von beiden Seiten goldbraun braten und anschließend nach Belieben füllen.

**Ideen:**

Färben mit:

- gekochter Roter Bete
- blanchiertem Spinat
- gekochtem Kürbis

Füllen mit:

- Nussmus
- Frischkäse
- Schokoaufstrich

Toppen mit:

- gehackten Nüssen
- Chiasamen
- gewürfeltem Obst oder Gemüse

**Tipp:** Statt gerollt und in Scheiben geschnitten, kannst du den Crêpe auch zur Hälfte einschneiden, dann in Vierteln bestreichen/belegen und anschließend zuerst ein Viertel hochklappen, dieses dann zur Seite schlagen und zuletzt auf das letzte Viertel klappen.

# SPINATCRÊPES

## mit Frischkäsefüllung

15 min Vorbereitung | 20 min Zubereitung   4 Portionen

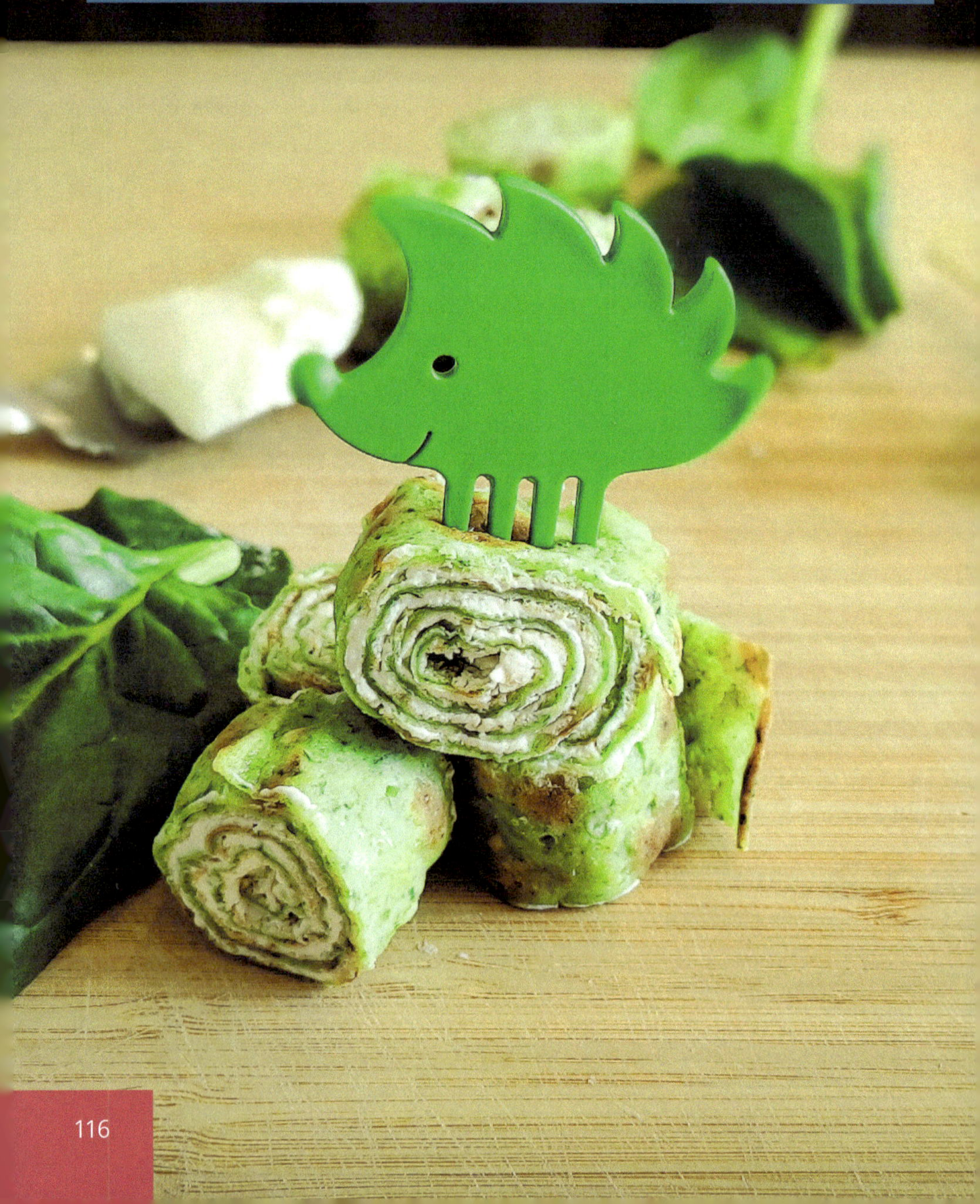

2 Eier
250 ml Milch
250 g Mehl
100–150 g Blattspinat
Wasser
Prise Salz
150 g Frischkäse

1. Stiele vom Spinat entfernen, anschießend waschen und in kochendem Wasser für wenige Minuten blanchieren. Anschließend pürieren.

2. Eier mit der Milch verrühren und dann nach und nach das Mehl hinzufügen. Anschließend den Spinat unterrühren. Zuletzt so viel Wasser zugeben, dass ein recht dünnflüssiger Teig entsteht.

3. Jeweils eine kleine Menge in eine heiße Pfanne geben und durch Kippen in der Pfanne dünn verteilen. Von beiden Seiten goldbraun braten.

4. Die fertigen Crêpes mit Frischkäse bestreichen, aufrollen und in Scheiben schneiden (gegebenenfalls mit Zahnstochern o. ä. fixieren).

**GUTEN APPETIT!**

**Tipp:**

Du kannst statt frischem Spinat auch TK-Blattspinat nehmen. Diesen in einem Topf mit wenig Wasser auftauen lassen und dann pürieren.

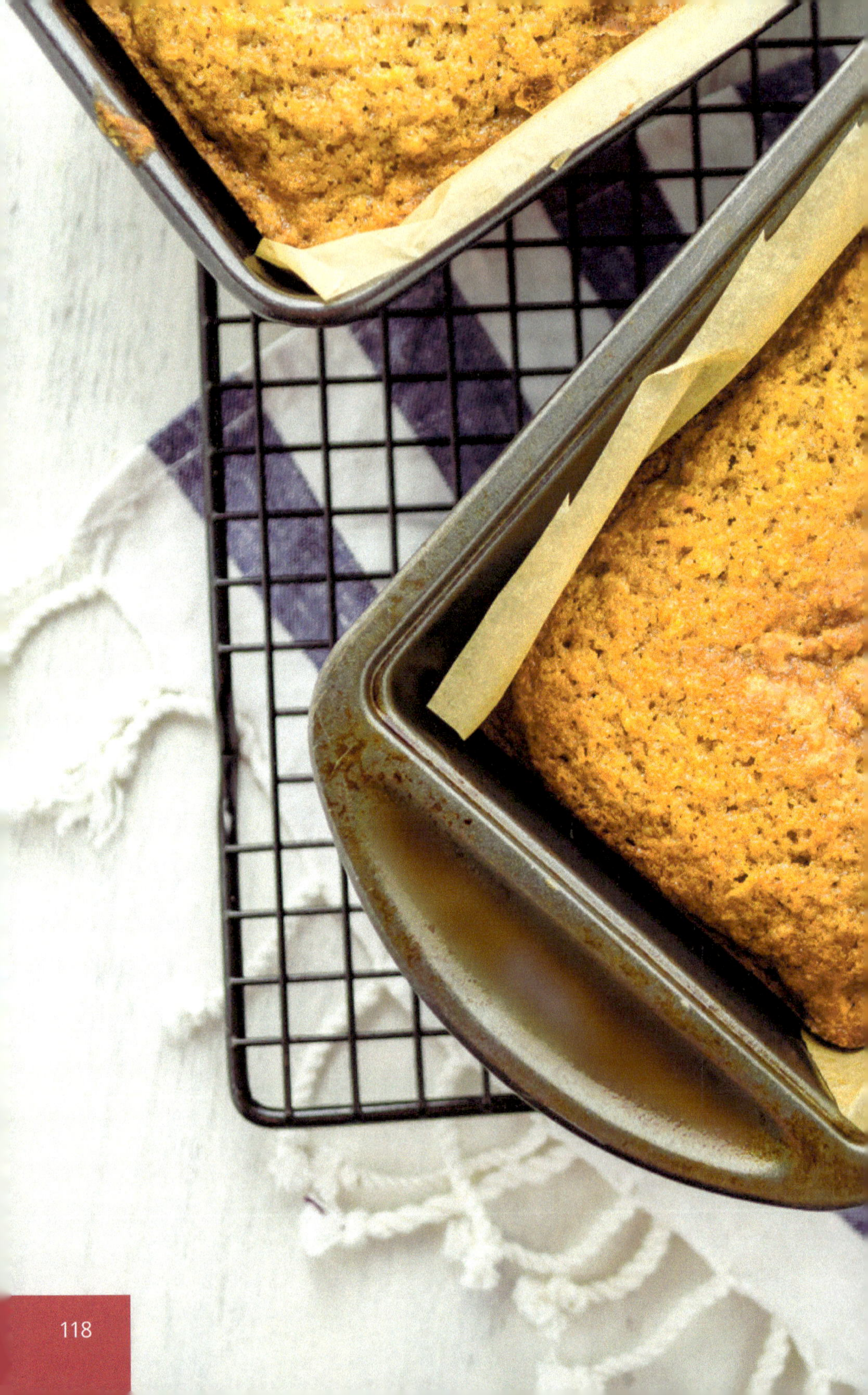

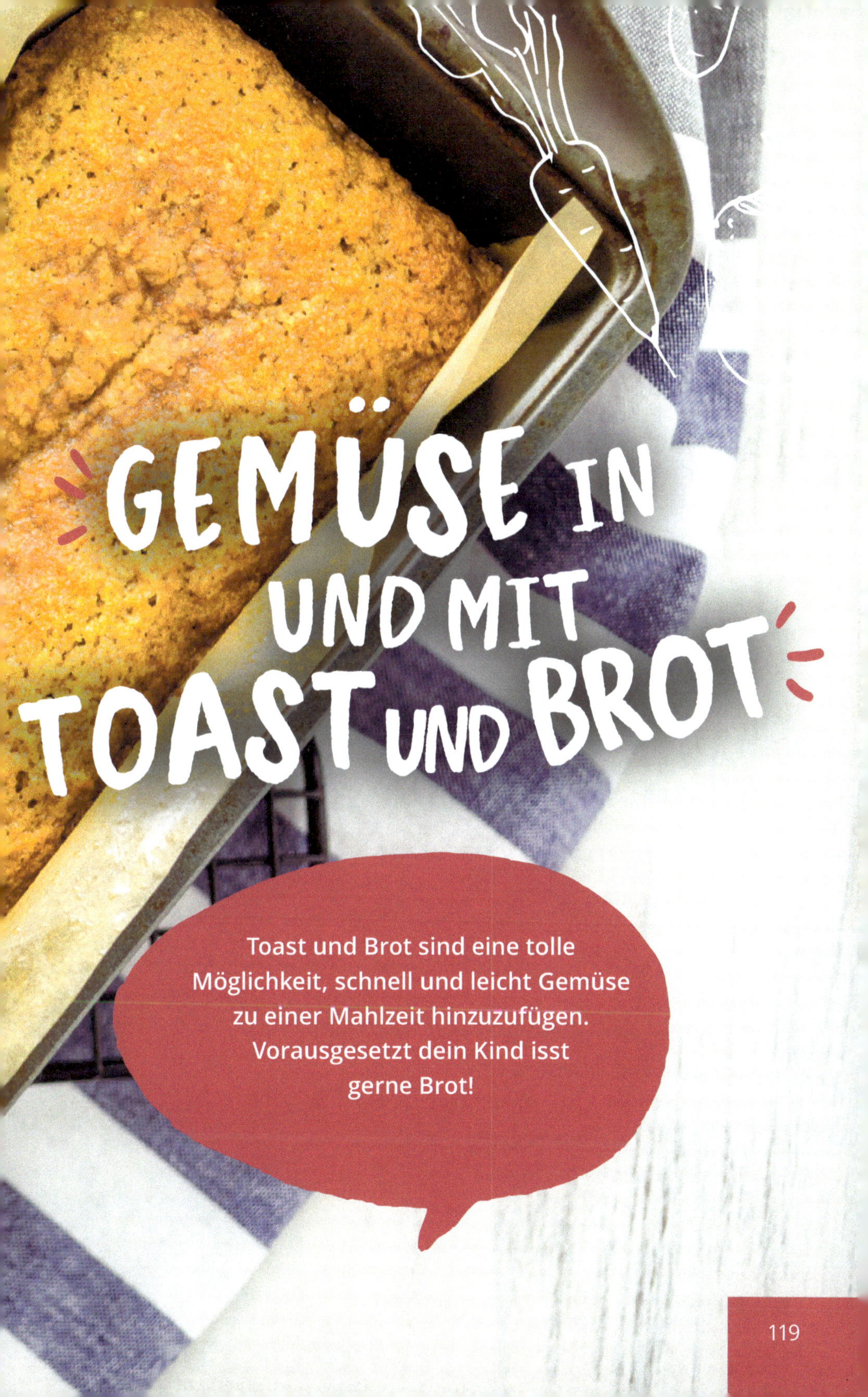

# Gemüse in und mit Toast und Brot

Toast und Brot sind eine tolle Möglichkeit, schnell und leicht Gemüse zu einer Mahlzeit hinzuzufügen. Vorausgesetzt dein Kind isst gerne Brot!

# GEMÜSE ALS TOPPING

Mit dieser Idee bringst du nicht nur mehr Gemüse ins Essen, sondern nutzt auch gleich einen „Spaßfaktor", der Kindern helfen kann, Neues besser zu akzeptieren. Nutze dafür einfach einen beliebigen Aufstrich als Grundlage und „toppe" das Ganze mit einigem Gemüse. Dein Kind darf dabei selbst „streuseln" und das Topping auf den Toast geben.

**Ideen für Aufstriche als Grundlage:**

- Butter
- Marmelade/Gelee/Fruchtaufstrich
- Nussmus (Erdnuss, Mandel, Cashew etc.)
- Hummus (enthält Gemüse!)
- Pesto (ebenso Gemüse!)
- Frischkäse
- Zerdrückte Avocado (offiziell zwar eine Frucht, aber eine echte Nährstoffbombe)

**Topping-Ideen:**

- Geraspelte Karotten
- Bohnen(-mus)
- gewürfelte Paprikaschoten (mit verschiedenfarbigen Paprika wird das schön bunt!)
- fein geschnittener Spinat
- Tomaten und Basilikum
- fein gehacktes Gemüse wie Blumenkohl, Brokkoli, Zucchini – einfach mal testen, was schmeckt!
- Gurkenscheiben mit Kresse

**Tipp:**

Achte darauf, dass dein Kind das Topping selbst bestimmen darf, damit es mitbestimmen kann, was es isst – auch wenn es gar keinen Belag möchte (in dem Fall kannst du es fragen, ob es etwas auf DEINEN Toast streuen möchte).

Übrigens: Es gibt unzählige Rezepte für Brot, das Gemüse im Teig enthält. In der Regel schmeckt man das Gemüse kaum raus, macht das Brot aber schön saftig oder gibt ihm eine besondere Farbe. Das Gemüse gibt dem Brot so auf einfache Weise ein kleines Plus an Nährstoffen und Vitaminen.

# ROTE-BETE-HUMMUS

5 min Zubereitung | 4 Portionen

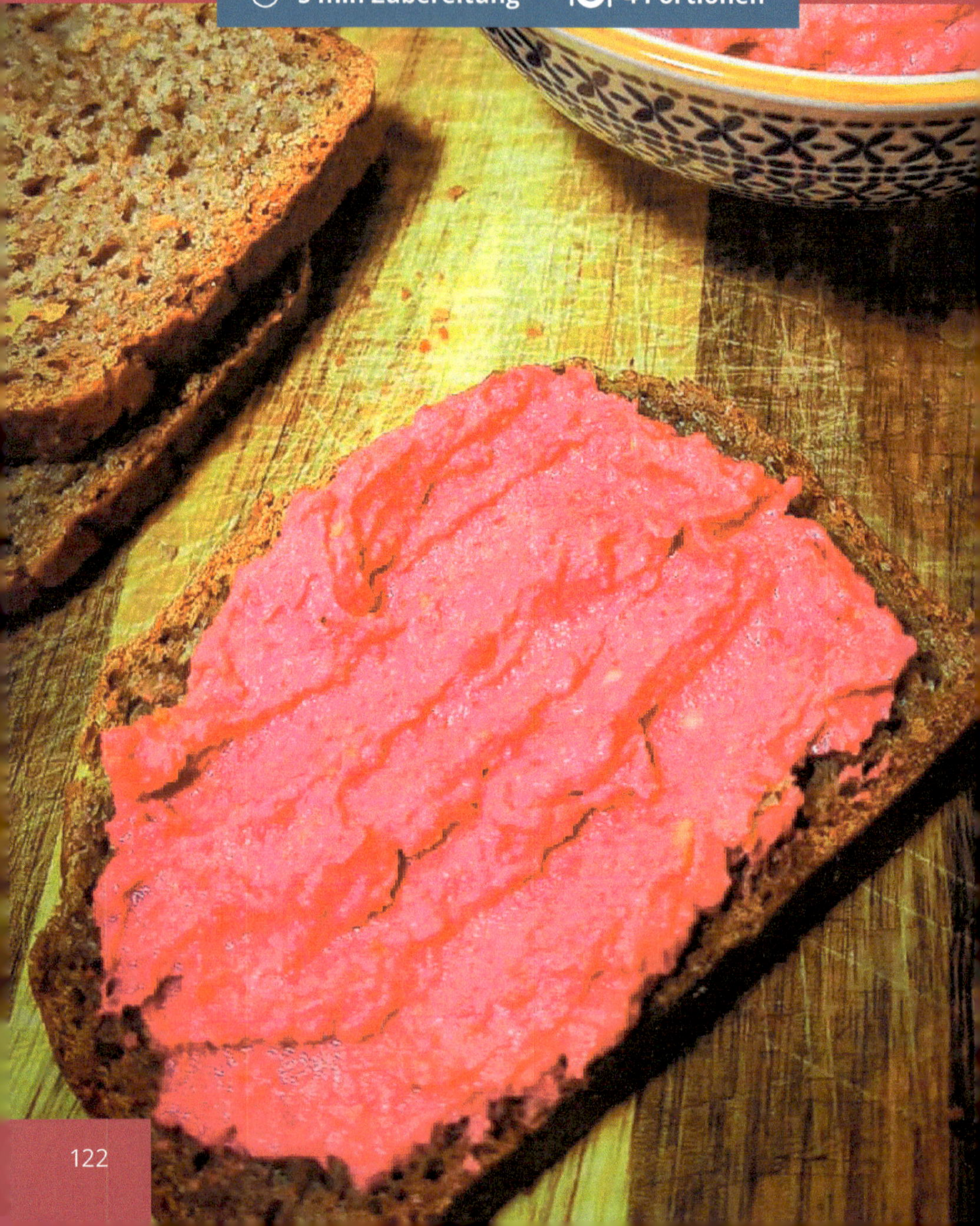

| | |
|---|---|
| 100 g Kichererbsen (abgetropft aus dem Glas) | 1 EL Tahin (Sesampaste) |
| 1/2 Rote Bete (gekocht) | 1 EL Zitronensaft |
| 1 Knoblauchzehe | 1 EL Olivenöl |
| | Kreuzkümmel, Salz und Pfeffer |

1. Knoblauch schälen, Rote Bete in grobe Stücke schneiden.
2. Alle Zutaten in einen Mixer geben und zu einem cremigen Hummus verarbeiten.

**GUTEN APPETIT!**

**Tipp:**

Probier das Hummus auch mal mit anderen Gemüsesorten wie Kürbis, Süßkartoffel, Karotten oder Spinat!

# KÜRBISBROT

30 min Vorbereitung | 3 h Zubereitung 1 Brot

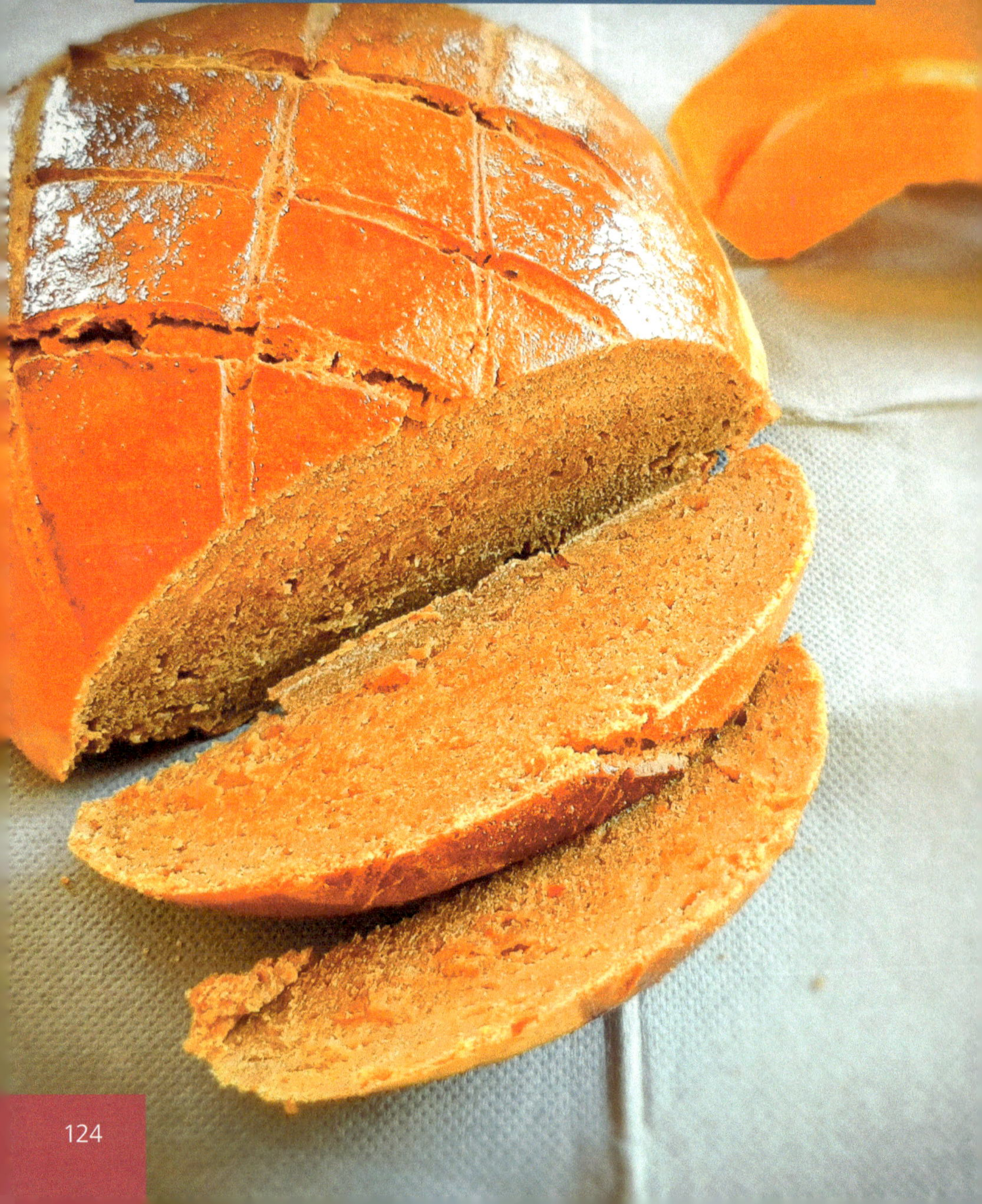

| | | | |
|---|---|---|---|
| 400 g | Kürbis (z. B. Hokkaido) | 1 Pck. | Trockenhefe |
| 150 ml | Milch | 1 EL | Zucker |
| 1 EL | Butter | 1 TL | Salz |
| 500 g | Mehl | | |

1. Kürbis schälen, in Stücke schneiden und in etwas Salzwasser 5–10 min weichkochen. Abgießen und pürieren oder mit einer Gabel zerdrücken.

2. Milch mit Butter in einem Topf erwärmen, bis die Butter geschmolzen ist (nicht zu heiß werden lassen!).

3. Mehl mit Zucker, Salz und Hefe in einer Schüssel mischen. Kürbispüree und Milch zugeben und mit den Knethaken des Handrührgeräts 3 min zu einem glatten Teig kneten.

4. An einem warmen Ort abgedeckt ca. 1 Stunde gehen lassen, bis sich der Teig optisch etwa verdoppelt hat.

5. Teig auf einer bemehlten Arbeitsfläche nochmals durchkneten und zu einer Kugel formen. Auf ein mit Backpapier belegtes Blech legen und zugedeckt nochmal 45 min ruhen lassen.

6. Ein Ei verquirlen und das Brot damit einstreichen oder alternativ mit etwas Wasser bestreichen. Das Brot einige Male quer einschneiden.

7. Im vorgeheizten Backofen (200° C Ober-/Unterhitze) ca. 40 Minuten backen.

**GUTEN APPETIT!**

**Tipp:**

Am besten gemeinsam backen und noch warm genießen

# GRUNDREZEPT GEMÜSEAUFSTRICH

Gemüse lässt sich ganz leicht und schnell zu einem leckeren Aufstrich verarbeiten und so auf oder zu Brot (als Dip) essen. Mittlerweile gibt es sehr viele verschiedene Gemüseaufstriche fertig im Supermarkt zu kaufen. Sie lassen sich aber auch recht schnell und einfach selbst herstellen. Dabei sind der Fantasie keine Grenzen gesetzt (und man kann einfach ein wenig ausprobieren und mit den Kombinationen und Mengen spielen).

Gemüse nach Wahl
Etwas Öl (Raps- oder Nussöl)
Gewürze

Optional: Frischkäse, Feta oder Nussmus (Erdnuss, Cashew, Mandel etc.)

Zubereitung:
Gemüse nach Wahl dünsten oder backen, bis es schön weich ist. Mit den restlichen Zutaten pürieren und als Brotaufstrich oder Dip genießen.

**Dieses Gemüse passt gut:**

- Zucchini
- Karotten
- Paprika
- Süßkartoffel
- Kürbis
- Bohnen
- Kichererbsen
- Linsen
- Tomaten
- Erbsen

**Gewürze:**

- Pfeffer
- Paprika
- Rosmarin
- Thymian
- Basilikum
- Chili
- Kurkuma
- Koriander
- Kreuzkümmel
- Knoblauch

Vorsicht mit scharfen Gewürzen, wenn ein Baby mitessen soll!

# SÜßKARTOFFEL-PAPRIKA-AUFSTRICH

10 min Vorbereitung | 40 min Zubereitung 4 Portionen

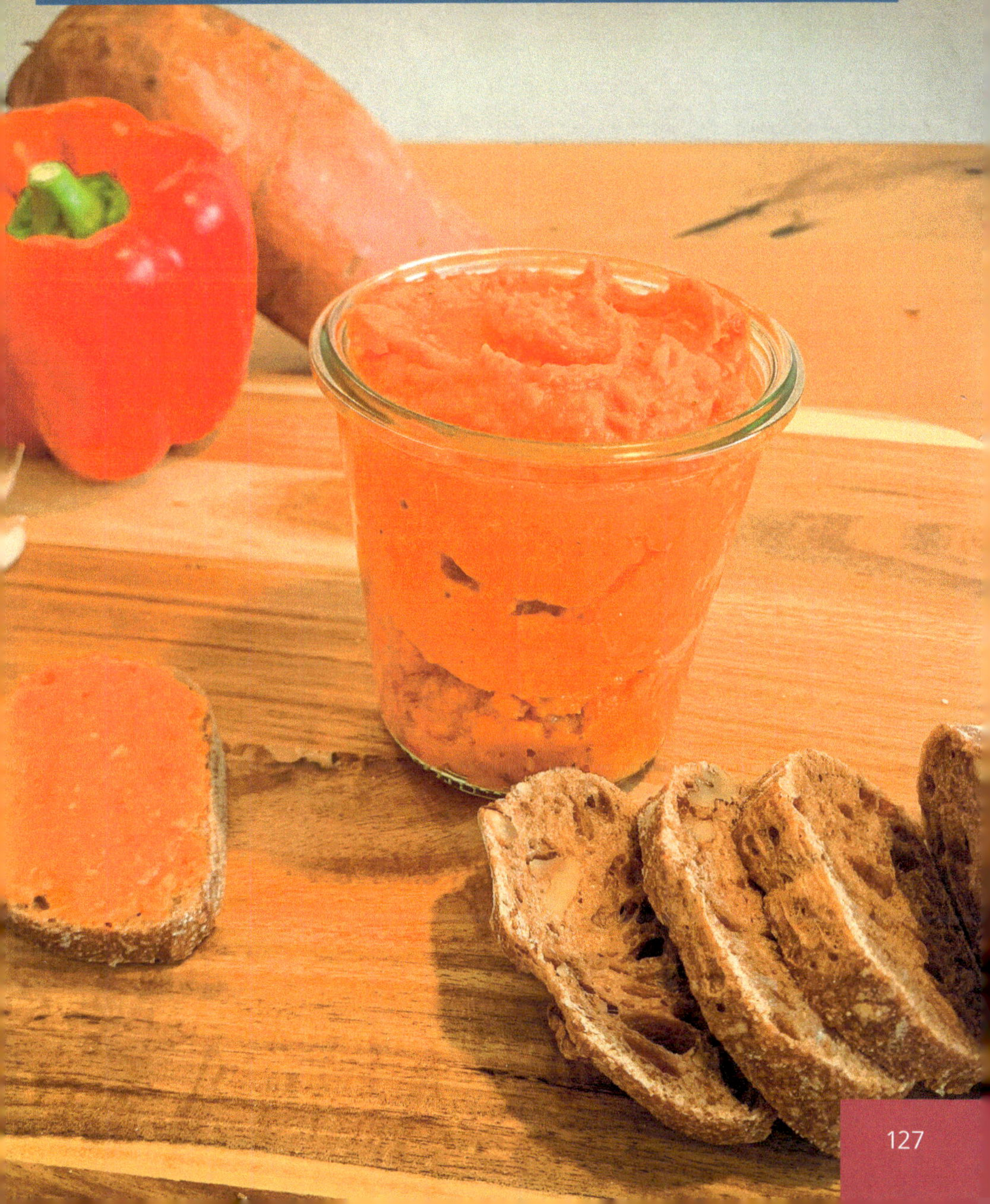

1 Süßkartoffel
2 rote Paprika
1 Knoblauchzehe
Salz, Pfeffer
1 TL Paprikapulver edelsüß
Optional: 1 EL Crème Fraîche oder Cashewmus

1. Paprika halbieren, putzen, waschen, abtropfen lassen und in Stücke schneiden und auf einem Backblech mit der Haut nach oben verteilen.

2. Knoblauch schälen, in Scheiben schneiden und ebenfalls auf dem Blech verteilen. Süßkartoffel schälen, in nicht zu große Stücke schneiden und ebenfalls aufs Backblech legen.

3. Im vorgeheizten Backofen (200° C Ober-/Unterhitze) 15–20 Minuten garen, bis die Haut der Paprika anfängt, sich zu lösen.

4. Blech aus dem Ofen nehmen, Paprika in eine Schüssel füllen und mit Folie bedecken. Ca. 15 Minuten ruhen lassen.

5. Schale der Paprika entfernen. Zusammen mit den restlichen Zutaten in einen Mixer geben und zerkleinern, bis eine cremige Paste entsteht.

**GUTEN APPETIT!**

# GRUNDREZEPT GRILLSANDWICH

Gegrillter Toast mit Käse ist bei vielen Kindern sehr bleibt und hier ist es besonders einfach, Varianten zu erstellen, die viel Gemüse als kleines „Plus" enthalten. Starte mit einer kleinen Menge sehr fein gewürfeltem Gemüse und teste langsam größere Mengen bzw. gröbere Stücke.

2 Scheiben Toast oder Brot
Käse nach Wahl
Gemüse nach Wahl

Gemüse waschen und fein würfeln. Käse reiben.
Gemüse auf einer Scheibe Toast verteilen und Käse darauf geben. Die zweite Scheibe Toast darauf legen.
In einem Plattengrill, Sandwichtoaster oder einer Pfanne grillen, bis der Käse geschmolzen ist (in der Pfanne mit dem Pfannenwender zusammendrücken oder mit einem Teller beschweren).

**Gut geeignete Gemüsesorten:**

- Tomate
- Zwiebel/Frühlingszwiebel
- Zucchini
- Spinat
- Brokkoli
- Champignons
- Paprika

**Wichtig:**

Versuche nicht, deinem Kind zu verheimlichen, dass Gemüse im Sandwich ist!

# GEMÜSE-GRILLSANDWICH

10 min Vorbereitung | 5 min Zubereitung 1 Portion

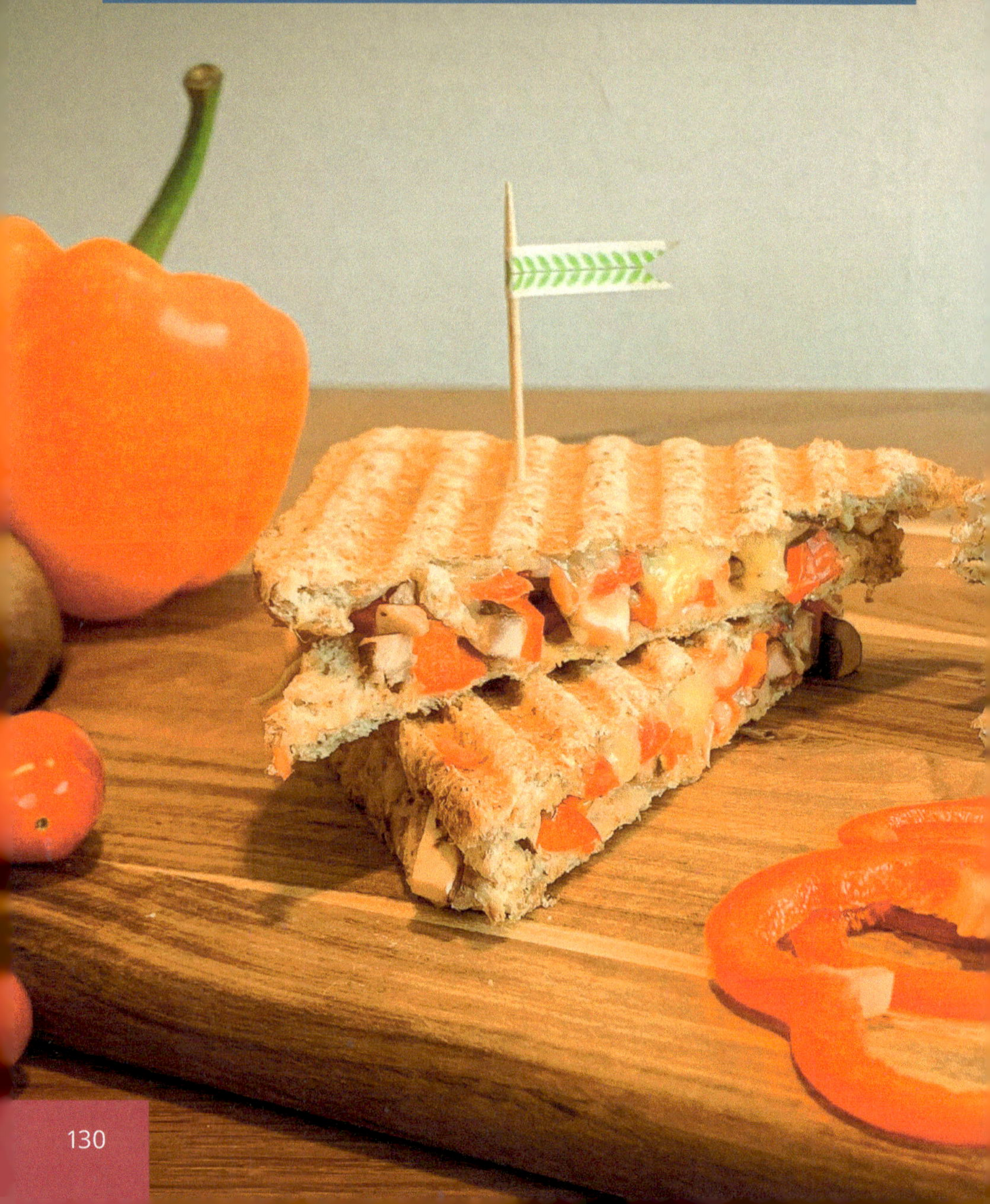

2 Scheiben Vollkorntoast
50 g Käse
1/4 Paprika
2 Cocktailtomaten
Champignon

1. Paprika waschen und fein würfeln. Champignons putzen und würfeln. Tomaten vierteln, Käse reiben.

2. Gemüse auf einer Scheibe Toast verteilen und Käse darauf geben. Die zweite Scheibe Toast darauf legen.

3. In einem Plattengrill oder Sandwichtoaster grillen, bis der Käse geschmolzen ist.

**GUTEN APPETIT!**

**Tipp:**

Du kannst das Grillsandwich auch in einem Belgischen Waffeleisen backen und ein „Waffelwich“ draus machen!

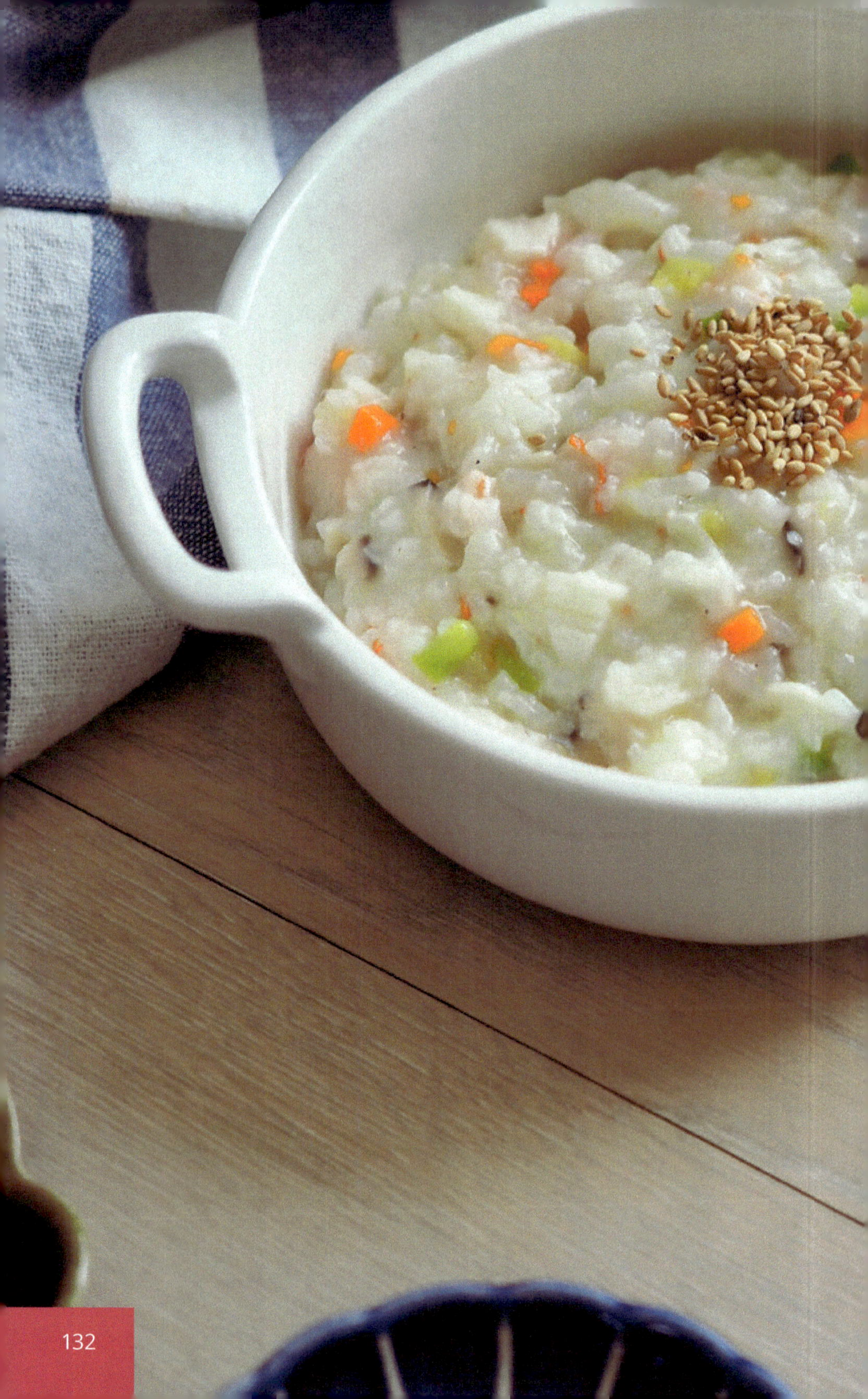

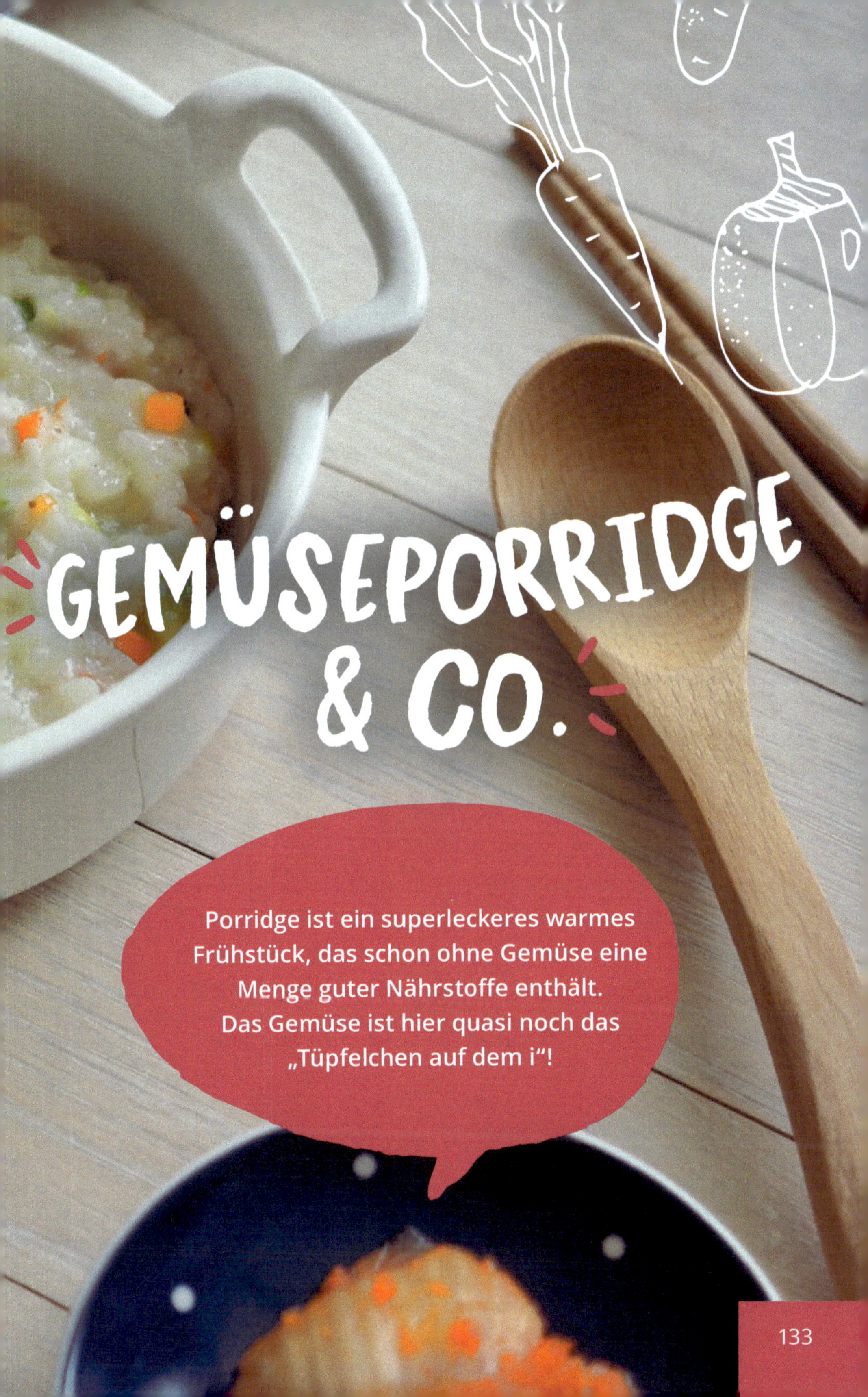

# GEMÜSEPORRIDGE & CO.

Porridge ist ein superleckeres warmes Frühstück, das schon ohne Gemüse eine Menge guter Nährstoffe enthält. Das Gemüse ist hier quasi noch das „Tüpfelchen auf dem i“!

# GRUNDREZEPT PORRIDGE

Für Porridge 40 g Haferflocken mit ca. 200 ml Milch aufkochen und ca. 5 min köcheln lassen, bis es die gewünschte Konsistenz hat. Je nach Gemüse kann man dieses am besten schon vor dem Kochen oder auch erst danach hinzufügen. Das Ganze dann mit Obst und Saaten (Leinsamen, Chia, Sonnenblumenkerne etc.) garnieren.

**Gemüseideen für Porridge:**

- fein gehackter Blumenkohl (vor dem Kochen hinzufügen)
- geraspelte Karotten (direkt nach dem Kochen hinzufügen)
- gekochter Kürbis (vor dem Kochen zugeben)
- gekochte Süßkartoffel (vor dem Kochen zugeben)

**Alternative zu Haferflocken:**

- Dinkelflocken
- kernige Haferflocken
- Hirseflocken
- Couscous
- Quinoa
- Milchreis
- Hirse
- Kichererbsen

**Variation:**

Ein Porridge muss nicht immer süß sein! Nutze das Grundrezept für Porridge zum Beispiel für Hirse und gib gebratenes Gemüse hinzu (z. B. Paprika und Zwiebeln).

**Gut geeignete Gemüsesorten für herzhaftes Porridge:**

- Tomate
- Paprika
- Zwiebel
- Frühlingszwiebel
- Zucchini
- Spinat
- Brokkoli
- Champignons

# KAROTTENKUCHEN-PORRIDGE

5 min Vorbereitung | 10 min Zubereitung 1 Portion

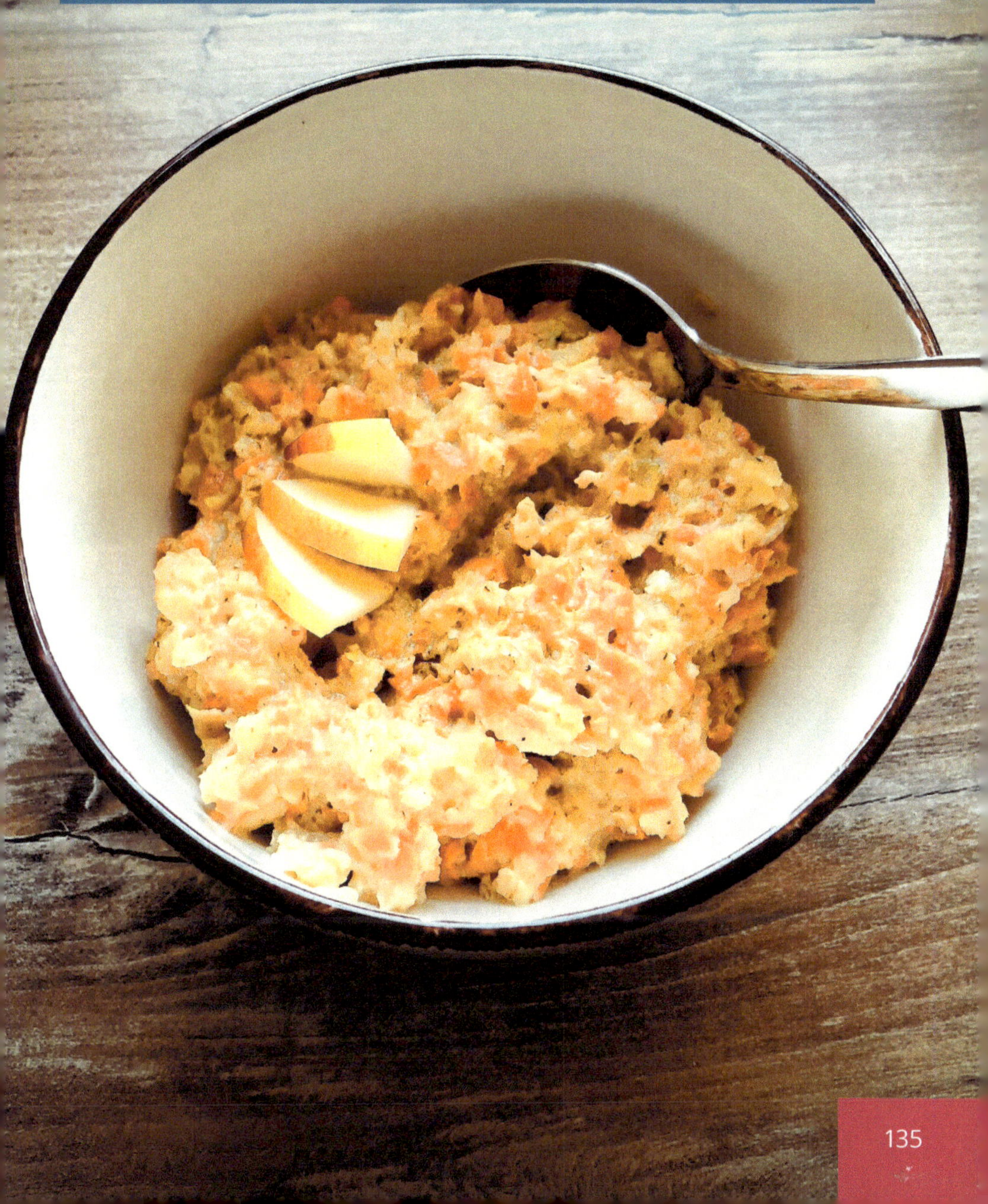

50 g Haferflocken
200 ml Milch
1 mittlere Karotte
1/2 Apfel

je eine Prise Zimt, Ingwer und Muskatnuss
optional: 1 EL Ahornsirup oder Zucker

1. Karotte schälen und fein reiben, Apfel entkernen und ebenfalls fein reiben.

2. Alle Zutaten in einem Topf mischen und für wenige Minuten quellen lassen.

3. Dann ca. 5 min kochen, bis das Porridge die gewünschte Konsistenz hat.

**GUTEN APPETIT!**

# HERZHAFTES HIRSE-PAPRIKA-PORRIDGE

5 min Vorbereitung | 15 min Zubereitung 1 Portion

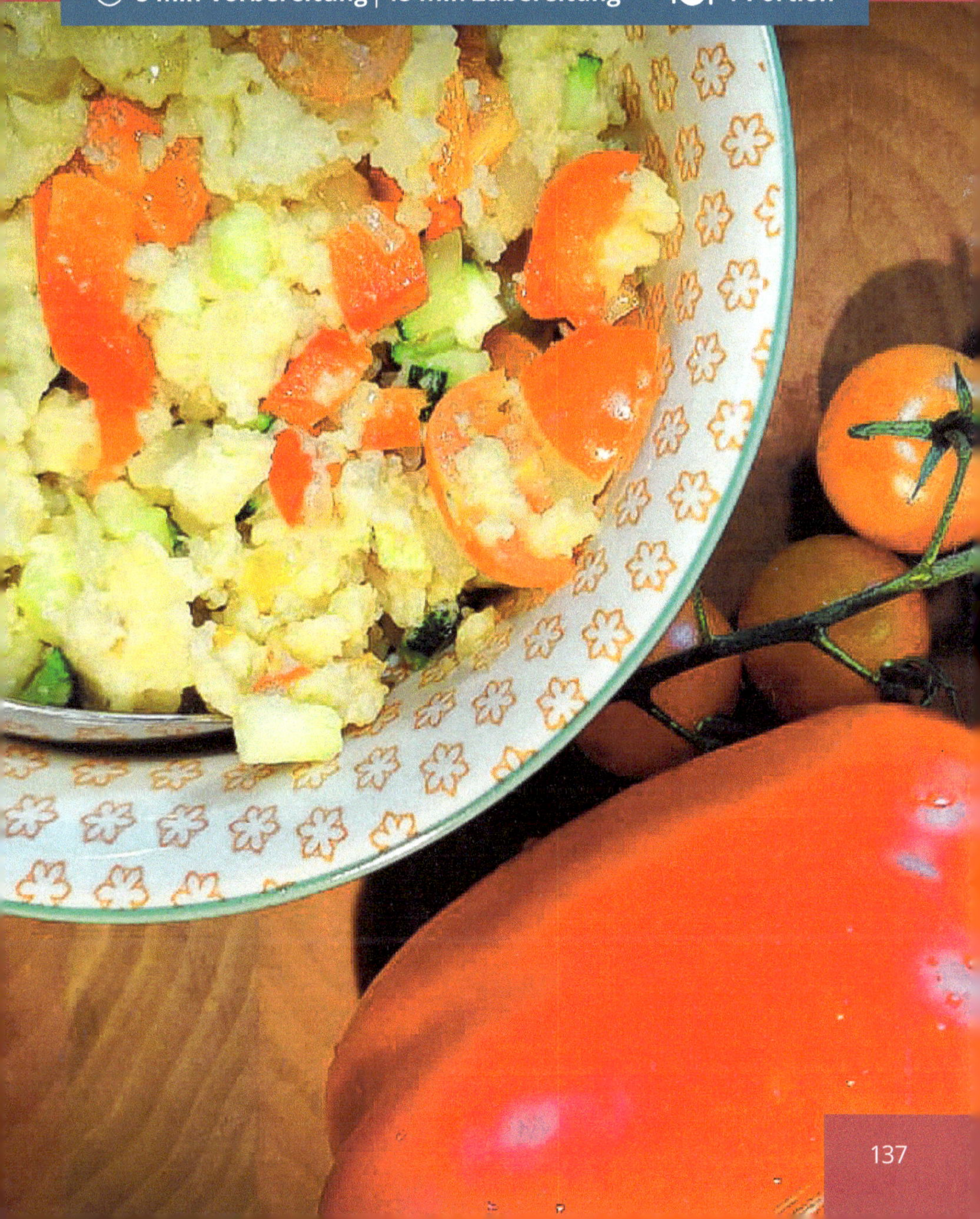

| | | | |
|---|---|---|---|
| 50 g | Hirse | 1/2 | Paprika |
| 150 ml | Gemüsebrühe | 1/2 | Zwiebel |
| 1/4 | Zucchini | 3–4 | Cocktailtomaten |

1. Gemüse waschen, putzen und in kleine Würfel schneiden.
2. In einem kleinen Topf das Gemüse mit Öl andünsten, bis es weich und leicht gebräunt ist.
3. Hirse hinzufügen und mit Gemüsebrühe ablöschen. 5 min köcheln lassen.
4. Geviertelte Tomaten hinzugeben und 10 min quellen lassen.

**GUTEN APPETIT!**

**Tipp:**

Mit Hirseflocken geht es schneller und das Quellen entfällt. Das Porridge ist dann cremiger und hat weniger „Biss“.

# GRUNDREZEPT OVERNIGHT OATS

Keine Lust morgens am Herd zu stehen für ein Porridge? Dann probier es mal mit Overnight Oats! Die kannst du schon abends vorbereiten und über Nacht werden sie im Kühlschrank super zart und cremig.

50 g Haferflocken
200 ml Milch oder Joghurt
Obst und Gemüse nach Belieben

Haferflocken mit Milch und etwas Joghurt mischen und dann nach Belieben Obst, Gemüse und Gewürze, Nussmus oder Saaten hinzugeben und über Nacht im Kühlschrank ziehen lassen.

**Ideen für Kombinationen:**

- Blumenkohl (klein gehackt) + Heidelbeeren + Mohn
- Karotten + Apfel + Zimt
- Zucchini + Himbeeren + Mandelmus

**Alternative: Baked Oats**

Dein Kind mag den „Haferschleim“ lieber in warm? Dann sind Baked Oats wahrscheinlich genau richtig!

Hierfür mischst du alle Porridge-Zutaten zusammen und gibst alles bei 190° C (Ober-/Unterhitze) für 20–25 Minuten in den Backofen.

Besonders mit Beeren schmeckt das köstlich!

# ZUCCHINI-HIMBEER-OVERNIGHT OATS

5 min Vorbereitung | 10 min Zubereitung    1 Portion

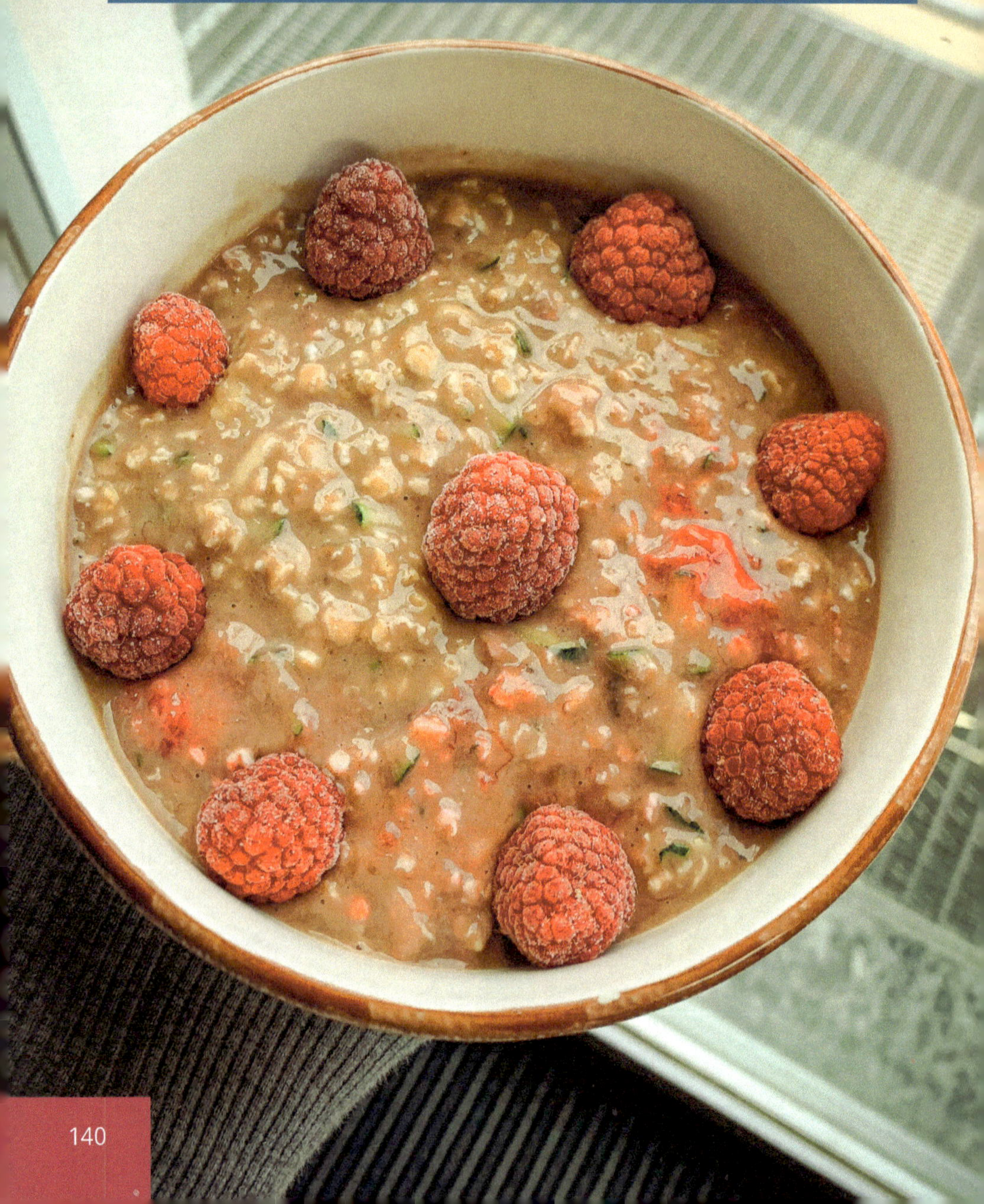

50 g Haferflocken
200 ml Milch
1/2 kleine Zucchini
1 Banane
50 g Himbeeren
1 TL Mandelmus
optional: 1–2 TL Kakaopulver

1. Zucchini waschen und fein reiben. Banane mit einer Gabel zerdrücken.
2. Himbeeren pürieren (einige als Topping behalten).
3. Zucchini, Banane, Himbeeren und Mandelmus mit den Haferflocken und der Milch vermengen und zugedeckt mehrere Stunden (oder über Nacht) ziehen lassen.

**GUTEN APPETIT!**

**Tipp:**

Mit zarten Haferflocken werden die Overnight Oats besonders zartschmelzend und cremig. Mit kernigen Haferflocken behalten sie mehr Biss.

# GEBACKENE APFEL-SÜẞKARTOFFEL-OATS

10 min Vorbereitung | 30 min Zubereitung 4 Portionen

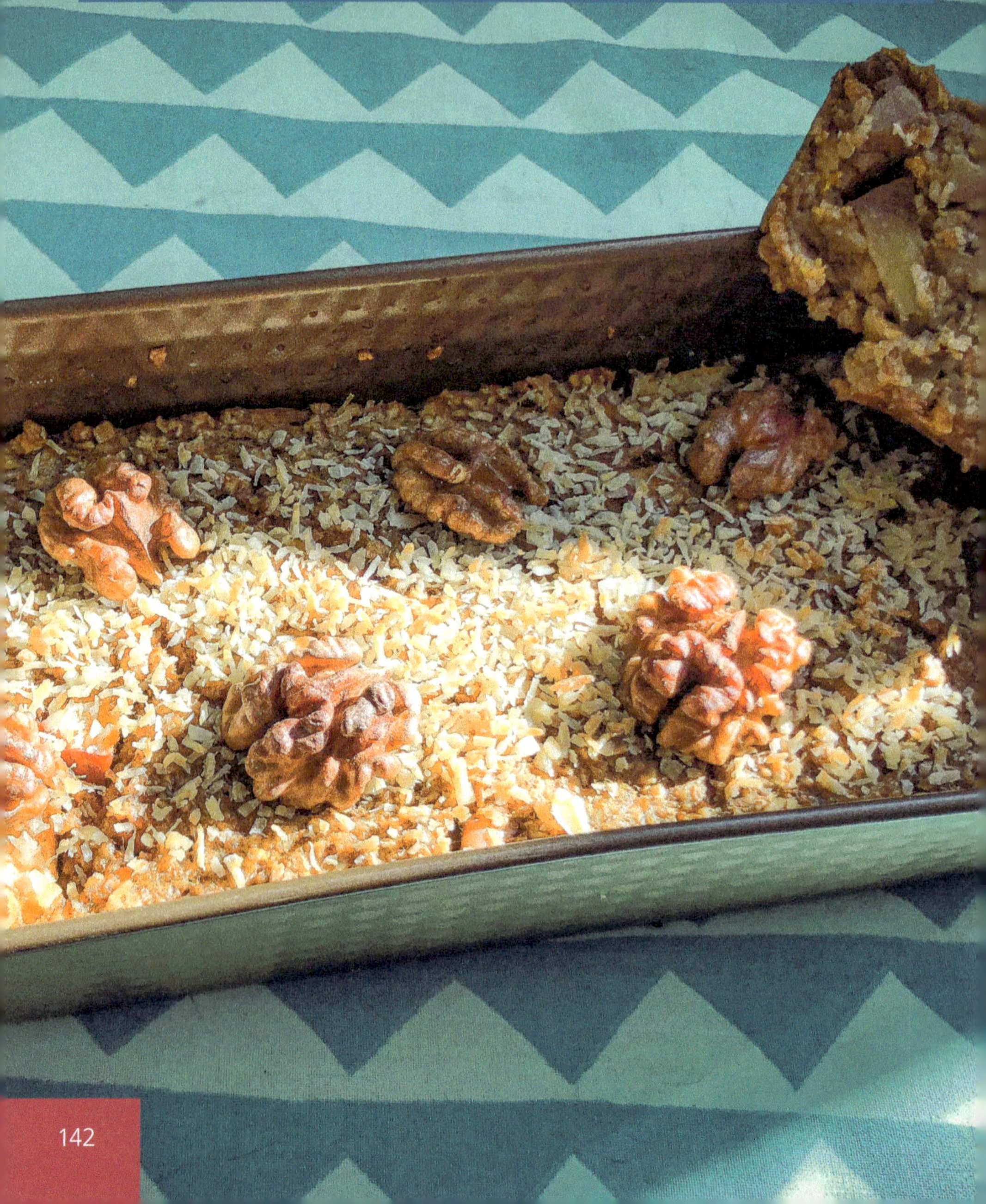

160 g Haferflocken
1 TL Backpulver
250 m Milch
2 Eier
200 g Süßkartoffel (gekocht)
1 Apfel

1–2 EL Honig oder 1 Banane
Prise Salz
1 TL Zimt
80 g ganze oder gehackte Nüsse (z.B.: Walnüsse, Paranüsse oder Cashew)

1. Milch, Eier und Honig (oder eine mit der Gabel zerdrückte Banane) verrühren. Zerdrückte oder pürierte Süßkartoffel und Gewürze hinzugeben und unterrühren.

2. Apfel in kleine Würfel schneiden und ebenfalls unterheben.

3. Haferflocken mit Backpulver mischen, zu den anderen Zutaten geben und gut vermischen.

4. Alles in eine gefettete Auflaufform geben und mit Nüssen belegen.

5. Bei 190° C (Ober-/Unterhitze) für ca. 30 min backen, bis die Oberfläche goldbraun ist.

**GUTEN APPETIT!**

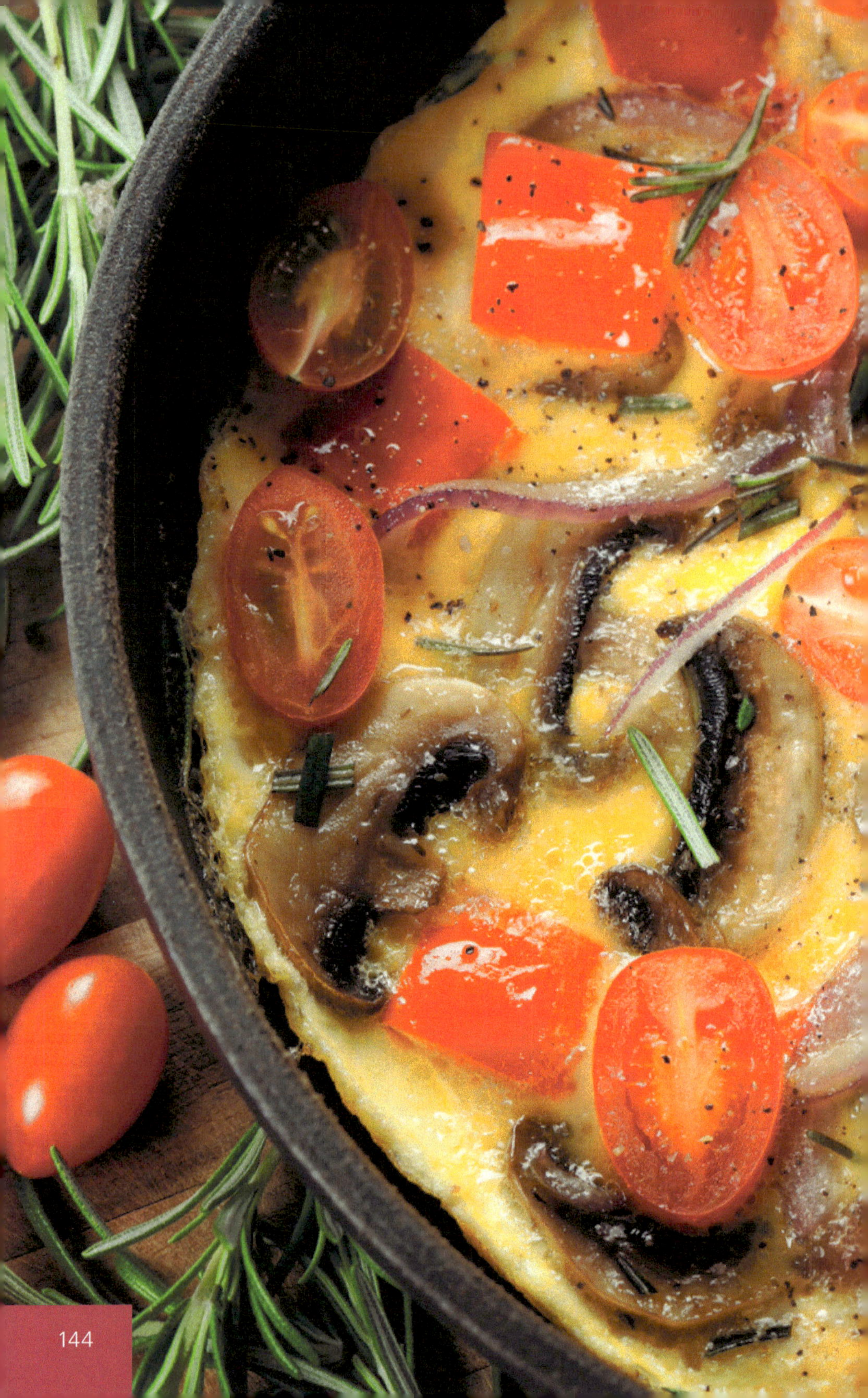

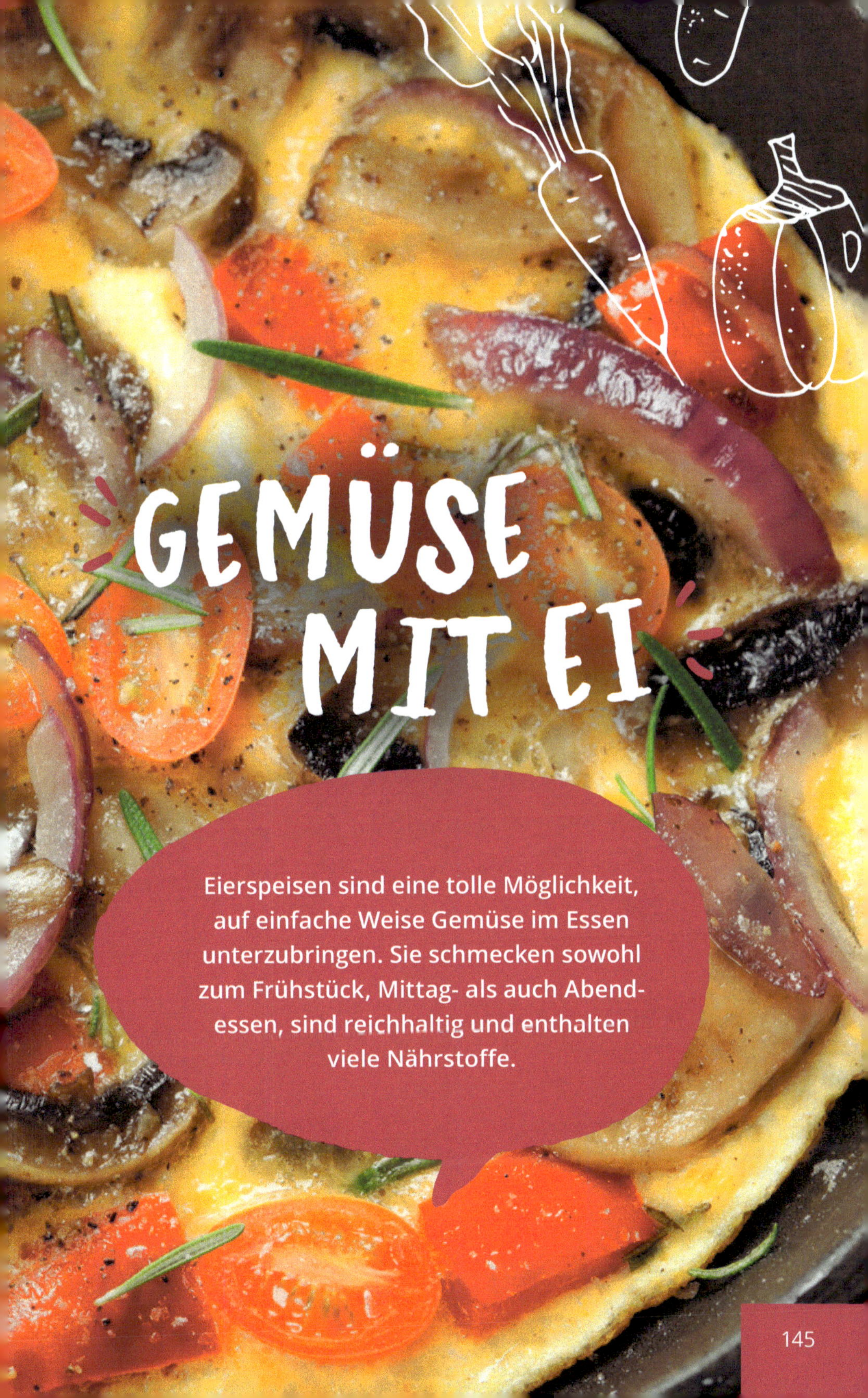

# GEMÜSE MIT EI

Eierspeisen sind eine tolle Möglichkeit, auf einfache Weise Gemüse im Essen unterzubringen. Sie schmecken sowohl zum Frühstück, Mittag- als auch Abendessen, sind reichhaltig und enthalten viele Nährstoffe.

# PAPRIKA-SPINAT-OMELETT

5 min Vorbereitung | 10 min Zubereitung 1 Portion

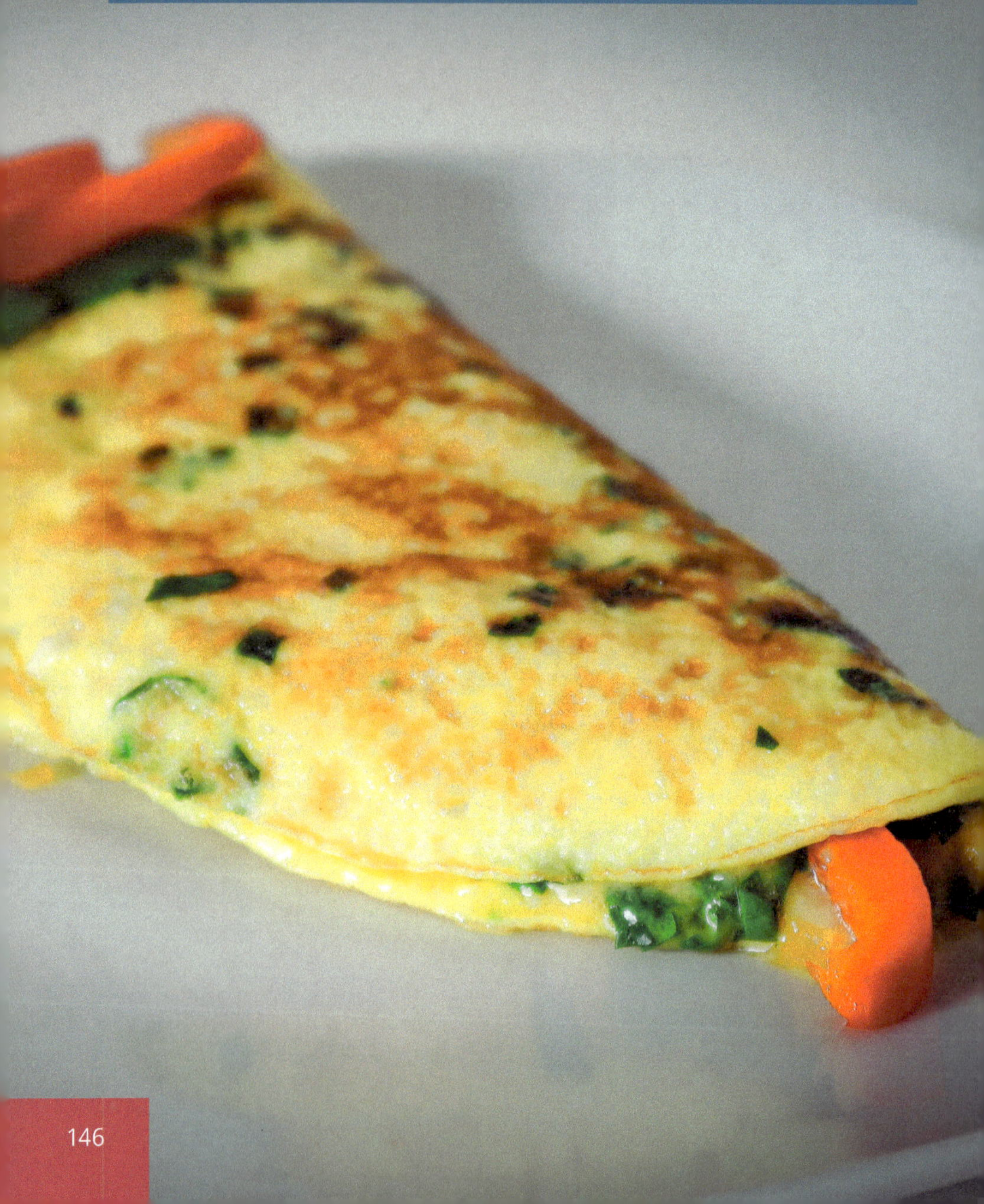

1 Ei
1 Schuss Milch
Prise Salz
1/2 Paprika
1/2 Zwiebel
30 g Blattspinat (frisch oder TK und aufgetaut)
optional: etwas geriebener Käse

1. Ei mit Milch und Salz verquirlen. Spinat waschen, putzen und fein hacken. Paprika in feine Streifen schneiden. Zwiebel schälen und fein würfeln.

2. Paprika und Zwiebel in einer kleinen Pfanne mit Öl braten, bis die Zwiebel glasig und die Paprika weich ist. Auf einem Teller beiseite stellen.

3. Spinat in die Ei-Mischung geben und alles in die Pfanne mit Öl geben und stocken lassen. Mit Käse bestreuen und Paprika und Zwiebel darauf geben.

4. Omelett in der Mitte zusammenklappen und auf einen Teller gleiten lassen.

**GUTEN APPETIT!**

# GRUNDREZEPT FRITTATA

Frittata ist die Italienische Variante des Omeletts und wird im Backofen gemacht. Sie schmeckt sowohl warm als auch kalt.

6 Eier
100 ml Milch
80 g Käse nach Wahl
300–500 g klein gewürfeltes Gemüse
optional: Kartoffeln oder Nudeln vom Vortag
2 Teelöffel Pflanzenöl
etwas Salz und Pfeffer

Ofen auf 180° C (Ober-/Unterhitze) vorheizen.
Eier, Salz und Pfeffer sowie Milch in einer Schüssel mischen.
Gemüse in etwas Öl in einer ofenfesten Pfanne anbraten. Eiermix hinzugeben. Mit Käse bestreuen.
Etwa 25–30 Minuten backen (bis die Eier durchgebraten sind und der Käse goldbraun ist).

**Das passt gut:**

- Brokkoli
- Gehackter Blumenkohl
- Paprika (ruhig mit den Farben abwechseln!)
- Champignons
- Zwiebeln
- Knoblauch
- Frühlingszwiebeln
- Tomaten
- Oliven
- Bohnen
- Spinat/anderes Blattgemüse

**Tipp:**

Frittata eignet sich super zur Resteverwertung. Was auch immer an Schinken, Gemüse, Käse oder Milchprodukten (Schmand, Crème Fraîche, Milch, Sahne etc.) weg muss, darf rein.

# REGENBOGEN-FRITTATA

10 min Vorbereitung | 30 min Zubereitung 4 Portionen

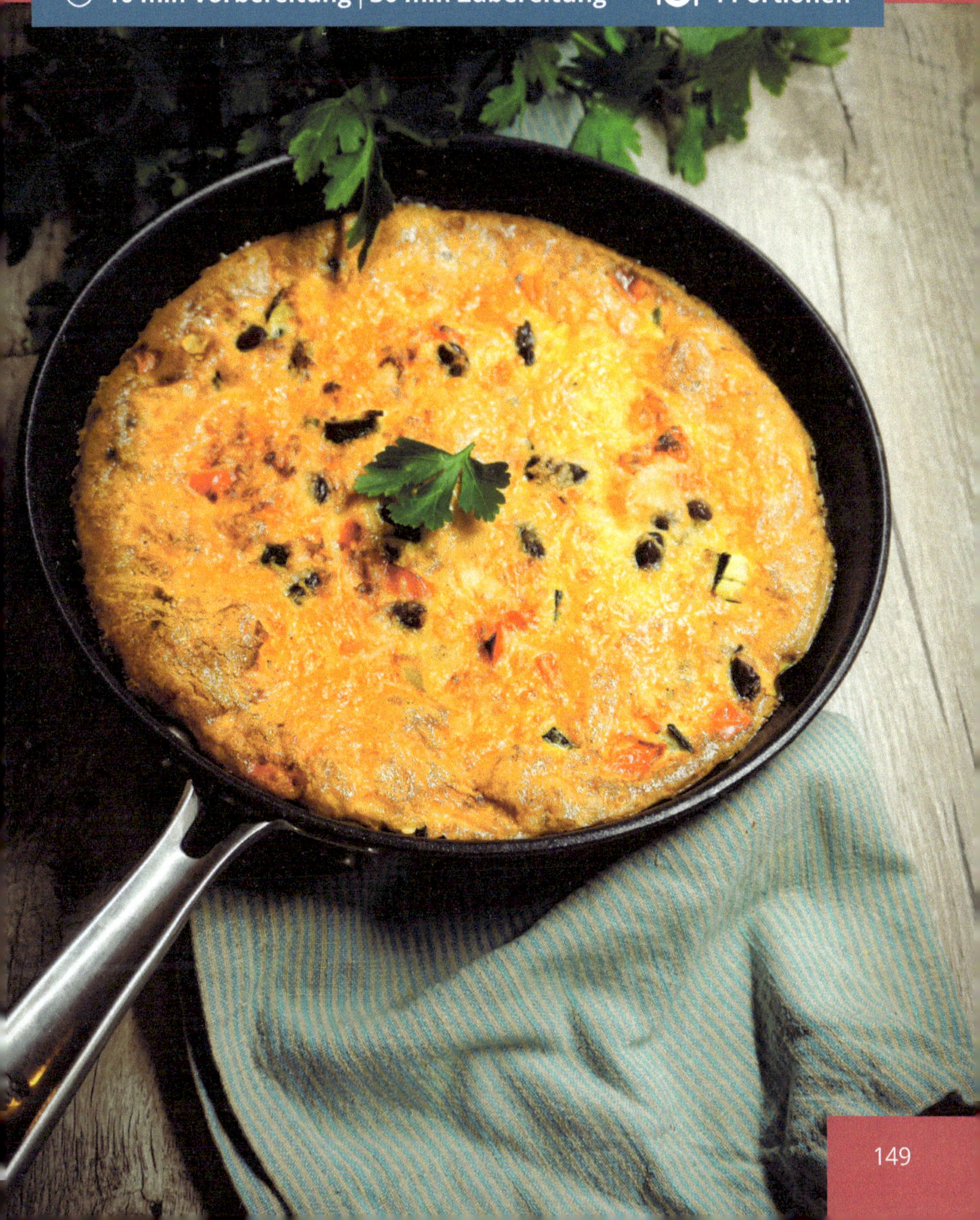

6 Eier
100 ml Milch
etwas Salz und Pfeffer
80 g Käse nach Wahl
1/2 Dose Kidneybohnen
1/2 Zucchini
1/2 rote Paprika
1/2 gelbe Paprika
1 kleine Karotte
1 Zwiebel
2 TL Pflanzenöl

1. Ofen auf 180° C vorheizen. Eier, Salz und Pfeffer sowie Milch in einer Schüssel mischen.

2. Zucchini und Paprika waschen und fein würfeln, Karotte schälen und ebenfalls würfeln. Bohnen abgießen und in einem Sieb abspülen. Zwiebel schälen und fein würfeln.

3. Gemüse mit etwas Öl in einer ofenfesten Pfanne für einige Minuten anbraten. Eiermix hinzugeben. Mit Käse bestreuen.

4. Etwa 25–30 Minuten bei 180° C (Ober-/Unterhitze) backen (bis die Eier durchgebraten sind und der Käse goldbraun ist).

**GUTEN APPETIT!**

**Tipp:**

Mit Kartoffeln oder Nudeln wird das Ganze zu einer reichhaltigen Hauptmahlzeit.

# GRUNDREZEPT GEMÜSEQUICHE

Quiche ist ein französisches Gericht, bei dem ein Mürbeteig mit einer Mischung aus Gemüse, Eiern und Milch gefüllt bzw. belegt wird.

Für den Teig:
250 g Mehl
125 g kalte Butter
1 Ei
1 Prise Salz

Für den Belag:
Gemüse nach Wahl
3 Eier
200 g Sahne oder Schmand
100 g geriebener Käse
1 TL Gemüsebrühe
Salz und Gewürze

1. Mehl, Butter, 1 Ei, etwas Salz und 1 bis 2 EL Wasser zu einem glatten Teig kneten und eine halbe Stunde in Frischhaltefolie im Kühlschrank lagern.

2. Den Teig auf einer bemehlten Arbeitsfläche ausrollen. Auf eine Obstboden- oder Tarte-Form legen und leicht am Boden und Rand andrücken. Überstehenden Teig abschneiden.

3. Gemüse (roh oder gegart) auf dem Teig verteilen. Eier mit Sahne und Gemüsebrühe vermischen und über das Gemüse geben.

4. Mit Käse bestreuen und 30–35 min bei 200° C (Ober-/Unterhitze) backen.

**Dieses Gemüse passt gut:**

- Zucchini
- Karotten
- Kürbis
- Zwiebel
- Frühlingszwiebel
- Lauch
- Paprika
- Champignons
- Spinat

**Tipp:**

Für eine besonders hübsche Quiche kannst du das Gemüse wie Zucchini oder Karotten in dünne Scheiben schneiden (zum Beispiel mit einem Gemüsehobel) und dann nebeneinander, kreisförmig oder aufgerollt auf den Boden der Quiche legen.

# GEMÜSEQUICHE

35 min Vorbereitung | 30 min Zubereitung 4 Portionen

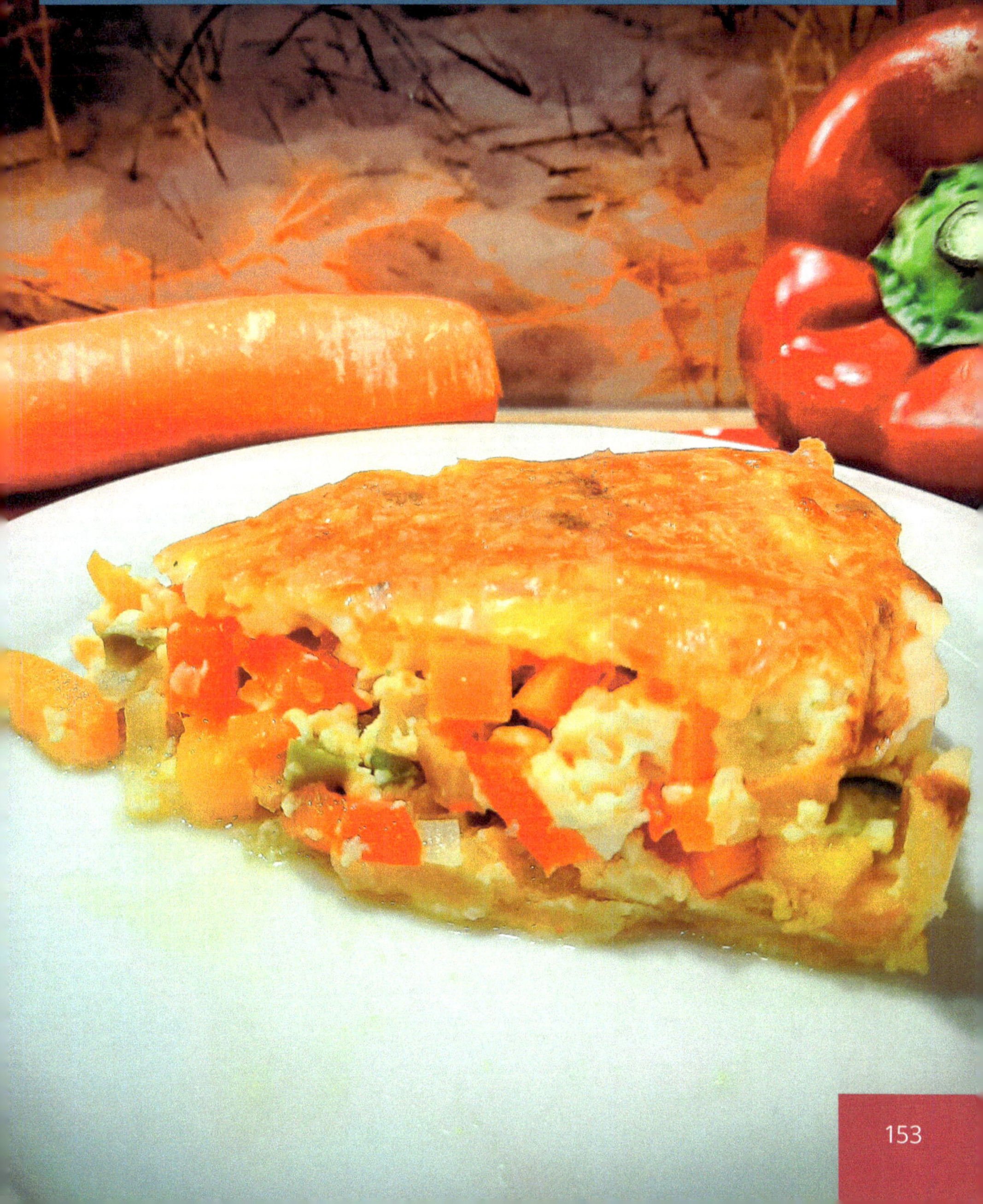

Für den Teig:

250 g Mehl
125 g kalte Butter
1 Ei
1 Prise Salz

Für den Belag:

1 rote Paprika
1 gelbe Paprika
1 kleine Zucchini
2 Karotten
1 rote Zwiebel
3 Eier
200 g Sahne oder Schmand
100 g geriebener Käse
1 TL Gemüsebrühe

1. Mehl, Butter, 1 Ei, etwas Salz und 1 bis 2 EL Wasser zu einem glatten Teig kneten und eine halbe Stunde in Frischhaltefolie im Kühlschrank lagern.

2. Paprika und Zucchini waschen, putzen, Karotte und Zwiebel schälen und alles fein würfeln.
   Gemüse und Zwiebel in etwas Öl anschwitzen.

3. Den Teig auf einer bemehlten Arbeitsfläche ausrollen. Auf eine Obstboden- oder Tarte-Form legen und leicht am Boden und Rand andrücken. Überstehenden Teig abschneiden.

4. Gemüse auf dem Teig verteilen. Eier mit Sahne und Gemüsebrühe vermischen und über das Gemüse geben.

5. Mit Käse bestreuen und 30–35 min bei 200° C (Ober-/Unterhitze) backen.

**GUTEN APPETIT!**

**Tipp:**

Je stärker dein Kind Gemüse ablehnt, desto feiner solltest du dieses würfeln. Du kannst es auch nach dem Anbraten pürieren und in die Eiermasse rühren.

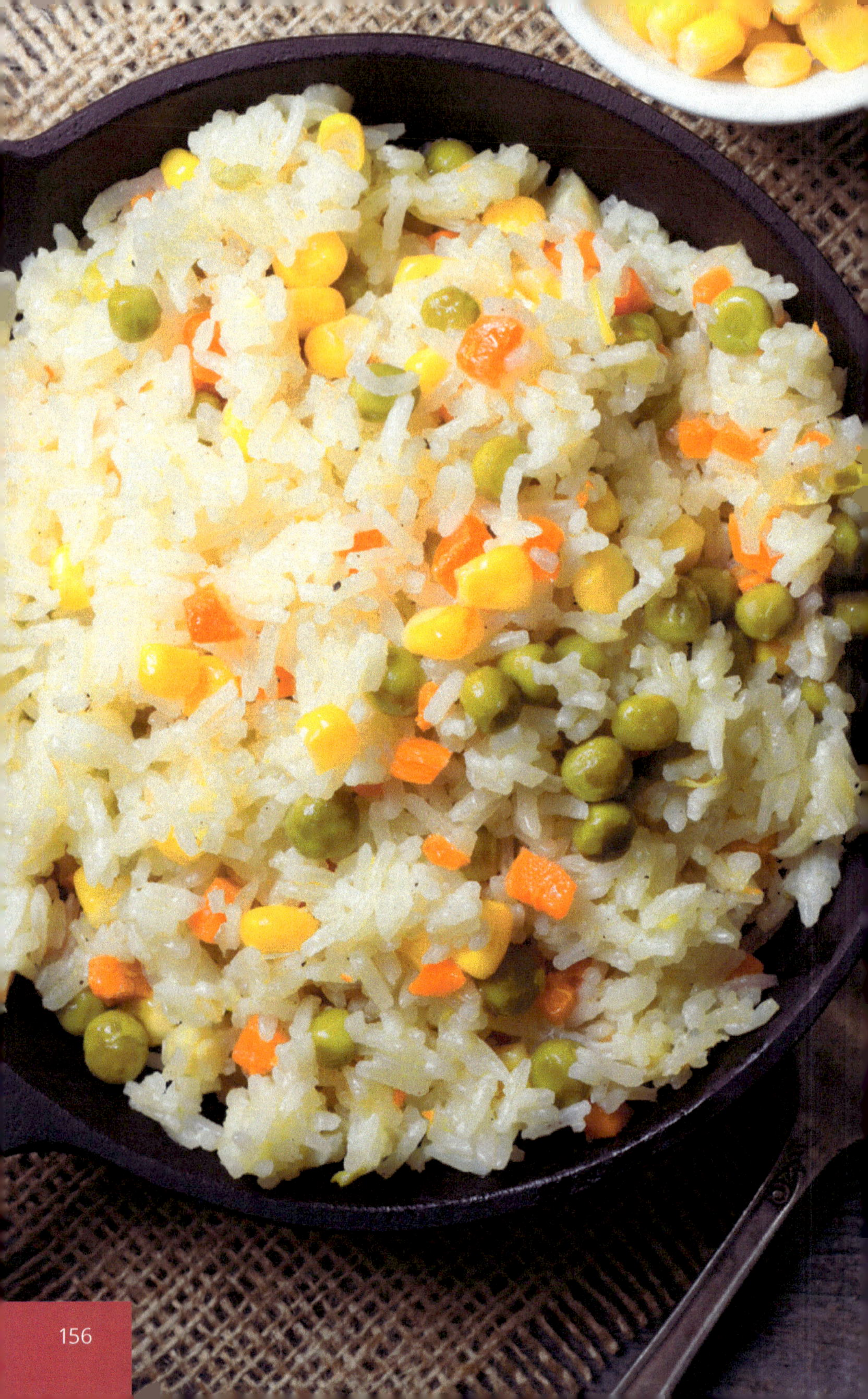

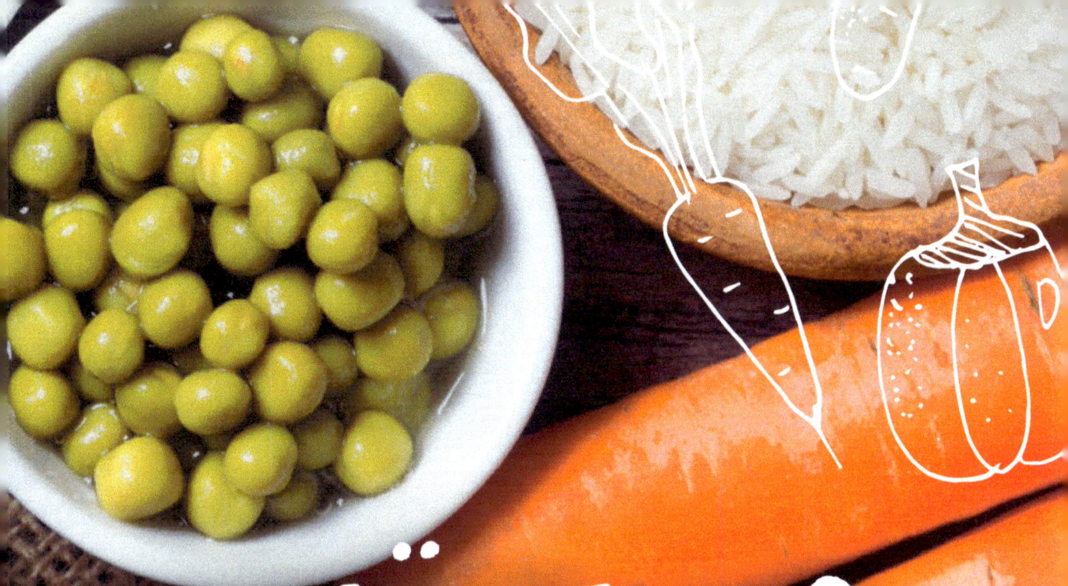

# GEMÜSE AUS OFEN UND PFANNE

In diesem Kapitel findest du Rezepte, in denen das Gemüse weniger „versteckt“ ist. Diese eignen sich gut für Kinder, die Gemüse schon gut akzeptieren und kennen. Aber auch wenn dein Kind Gemüse eher ablehnt, solltest du hin und wieder solche Rezepte in euer Familienessen einbauen, damit dein Kind mehr Kontakt zu dem Gemüse hat und überhaupt die Chance hat, es auch in seiner „ursprünglichen“ Form (also nicht püriert, zerkleinert oder versteckt) kennenzulernen und zu probieren.

# GRUNDREZEPT OFENGEMÜSE

Ofengemüse ist schnell gemacht und schmeckt sehr lecker. Es eignet sich hervorragend, um die Kinder beim Kochen helfen zu lassen, da das Gemüse nur grob zerkleinert wird. Naschen ist hier beim Kochen ausdrücklich erlaubt!

**Folgende Gemüsesorten eignen sich super für Ofengemüse:**

- Brokkoli
- Zucchini
- Paprika
- Fenchel
- Blumenkohl
- Rote Bete
- Karotten
- Kürbis
- Aubergine
- Rosenkohl
- Süßkartoffel

**Tipps:**

Wähle möglichst Gemüse, das gleich schnell gart.
Wenn die Gemüsesorten nicht gleich schnell garen, füge das schnell kochende Gemüse erst etwas später hinzu oder schneide Gemüse, das länger braucht, in kleinere Stücke.

Nutze eine Silikonmatte oder Backpapier, um Zeit beim Aufräumen zu sparen.

Finde die Temperatur und die Zeit, die für dein gewähltes Gemüse und deinen Ofen passen. Normalerweise sind 170–190° C (Ober-/Unterhitze) gut geeignet. Die Garzeit liegt etwa zwischen 20 und 45 Minuten.

# GEMISCHTES OFENGEMÜSE

15 min Vorbereitung | 30 min Zubereitung    4 Portionen

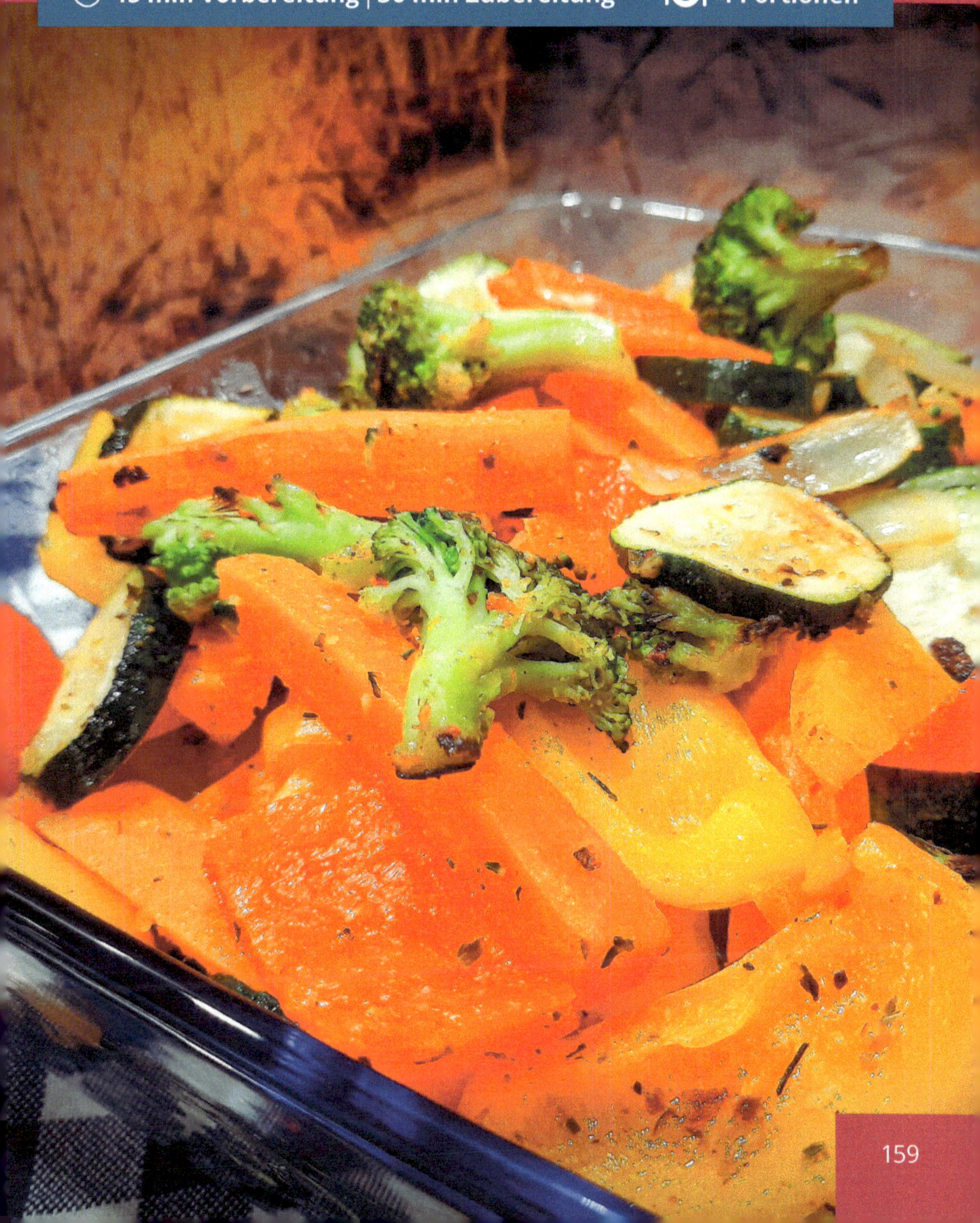

- 2 Karotten
- 1 kleiner Brokkoli
- 1/2 gelbe Paprika
- 1/2 rote Paprika
- 1 kleine Zucchini
- 1 Zwiebel
- 1 Knoblauchzehe
- 2 TL Gemüsebrühe
- etwas Öl

1. Karotten schälen, halbieren und dann längs vierteln. Brokkoli waschen und in kleine Röschen teilen.

2. Paprika waschen und in große Stücke schneiden. Zucchini waschen, halbieren und dann in Scheiben schneiden.

3. Zwiebel und Knoblauch abziehen. Zwiebel vierteln, Knoblauch fein würfeln.

4. Alles auf ein Backblech oder in eine Auflaufform geben und mit Gemüsebrühe bestreuen. Mit etwas Öl beträufeln und bei 180° C (Ober-/Unterhitze) ca. 25–30 min garen.

**GUTEN APPETIT!**

**Tipp:**

Reste vom Ofengemüse lassen sich super zu einem Gemüse-Aufstrich pürieren!

# GEMÜSE-VINAIGRETTE

**als Beilage**

10 min Vorbereitung | 10 min Zubereitung — 2 Portionen

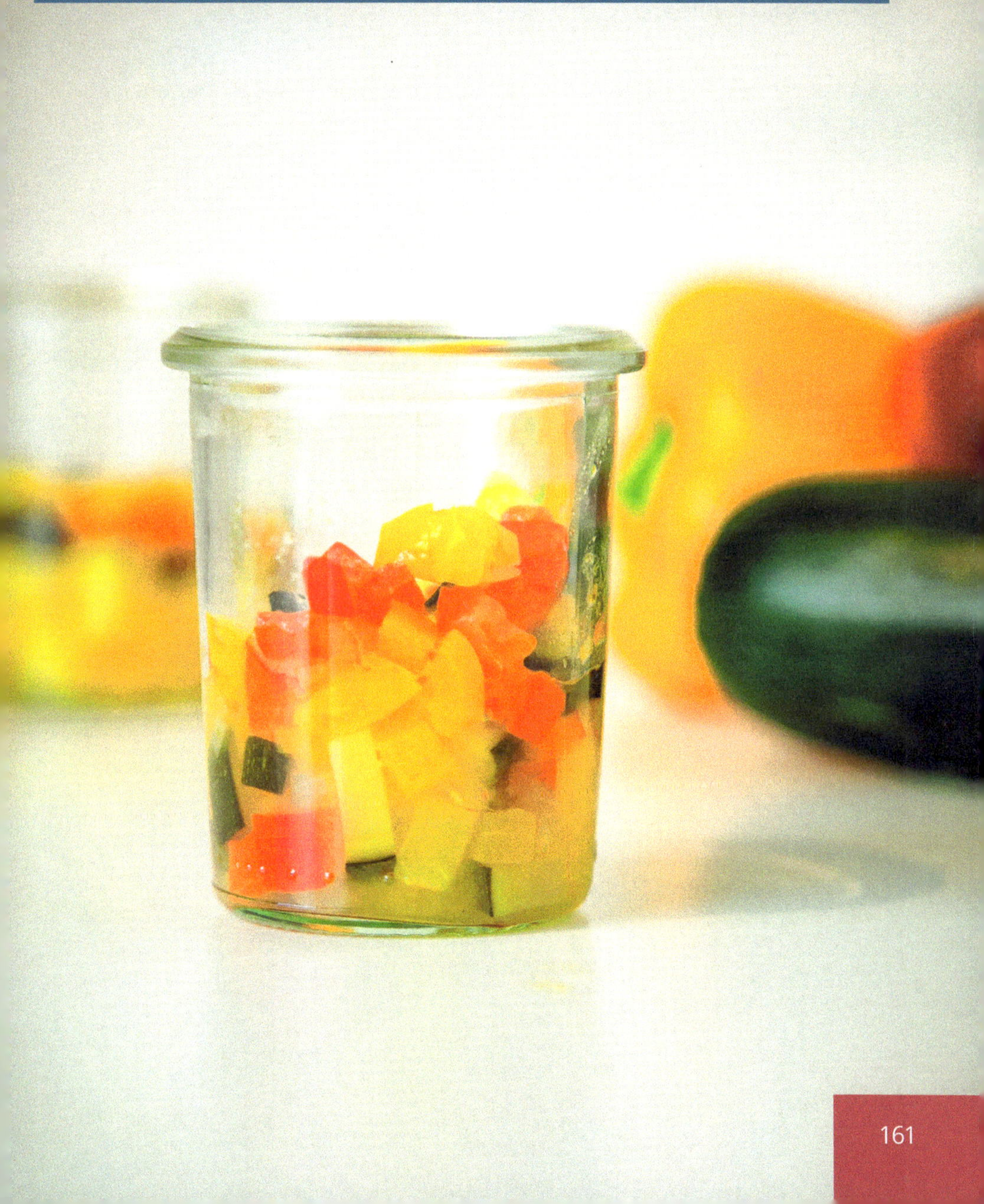

| | |
|---|---|
| 1/2 gelbe Paprika | 1 Zwiebel |
| 1/2 rote Paprika | 1 Knoblauchzehe |
| 1 kleine Zucchini | Saft von 1/2 Zitrone |

1. Gemüse waschen und putzen, Zwiebel und Knoblauch abziehen und alles fein würfeln.

2. Alles in einer Pfanne mit etwas Öl anbraten, bis es weich und leicht gebräunt ist.

3. Mit Zitronensaft ablöschen und mit Salz und Pfeffer würzen.

**GUTEN APPETIT!**

**Tipp:**

Die Vinaigrette passt hervorragend zu Reis und Fisch.

# GRUNDREZEPT GEMÜSEPFANNE

Pfannenrezepte lassen sich super variieren und immer wieder neu kombinieren. Sie machen satt und beinhalten eine ordentliche Portion Gemüse.

Kombiniere das Gemüse für ein vollwertiges Rezept mit Kohlenhydraten, Eiweißquellen und Flüssigkeiten für die Sauce. Runde das Ganze mit passenden Gewürzen ab – und fertig!

**Kohlenhydratquellen:**

- Nudeln aller Art
- Reis
- Hirse
- Quinoa
- Couscous
- Bulgur

**Eiweißquellen:**

- Hühnerfilet
- Fischfilet
- Rinderfilet
- Hackfleisch
- Schweinefleisch
- Erbsen
- Kichererbsen
- Linsen
- Bohnen

**Flüssigkeit/Saucen:**

- Kokosmilch
- Milch
- Sahne
- Schmand
- Crème Fraîche
- Wasser
- passierte Tomaten
- Pesto

**Fette:**

- Rapsöl
- Olivenöl
- Leinöl
- Nussmus
- gehackte Nüsse
- Lachs
- Avocado
- Ei

Zubereitung:

Nudeln o. ä. kochen. Fleisch oder Fisch in Öl anbraten oder Hülsenfrüchte kochen bzw. abtropfen. Gewürfeltes Gemüse hinzufügen und weichdünsten. Anschließend Flüssigkeit für die Sauce hinzugeben und gegebenenfalls etwas einkochen lassen. Mit Nudeln o. ä. mischen – fertig!

# BUNTE GEMÜSEREIS-PFANNE

15 min Vorbereitung | 30 min Zubereitung 4 Portionen

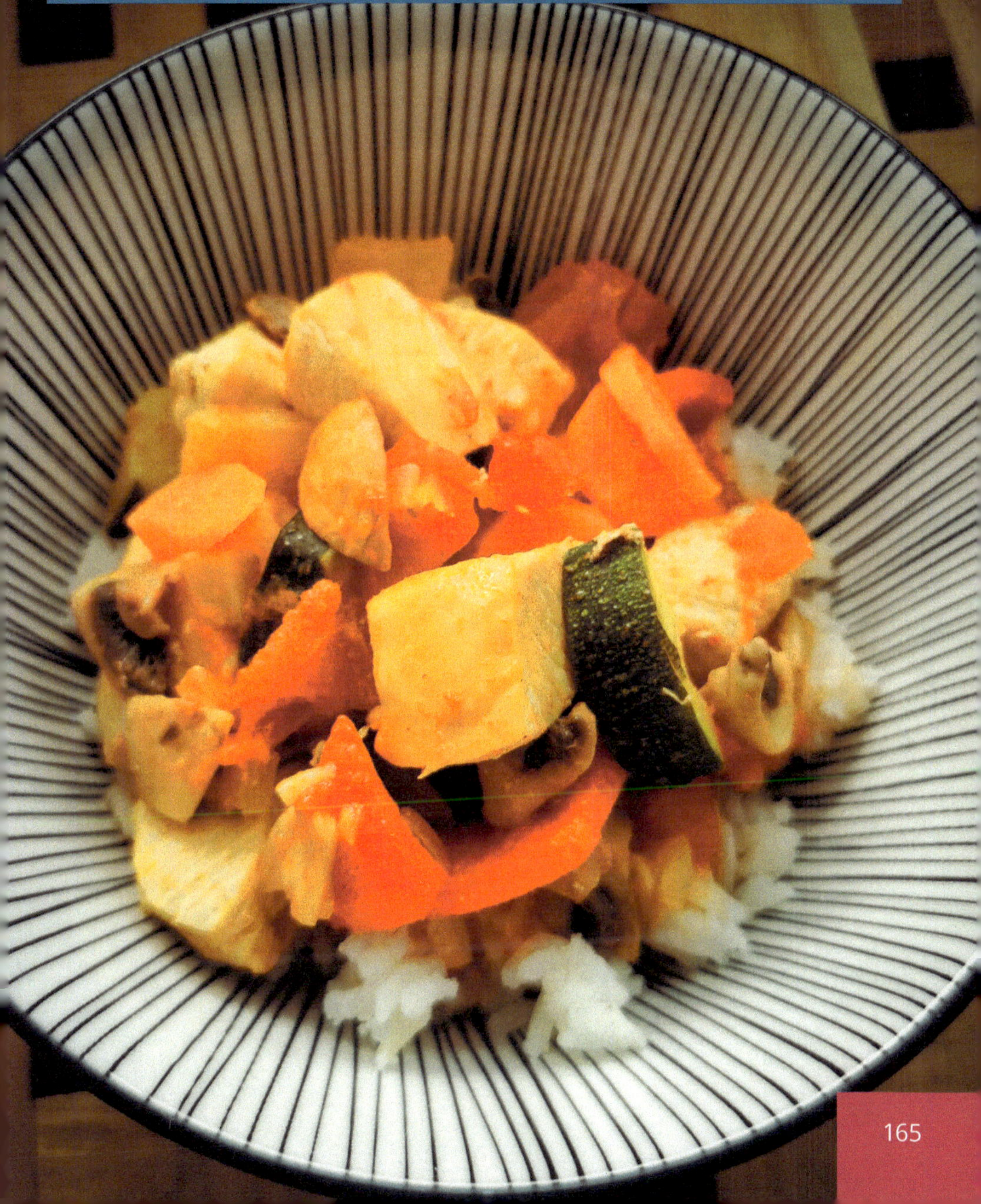

| | | | |
|---|---|---|---|
| 250 g | Reis | 1 | Zwiebel |
| 400 g | Hähnchenfilet | 1 | Knoblauchzehe |
| 1 | Karotte | 3 | Tomaten |
| 1 | kleine Zucchini | | Salz |
| 1/2 | rote Paprika | 1 EL | Paprikapulver edelsüß |
| 1/2 | gelbe Paprika | | optional: 1 Prise Paprikapulver rosenscharf |
| 100 g | Champignons | | |

1. Reis kochen. Hähnchenbrust in ca. 2 x 2 cm Stücke schneiden.

2. Karotte schälen, Zucchini und Paprika waschen und putzen. Zwiebel und Knoblauch abziehen und fein würfeln. Karotten, Paprika, Zucchini, Champignons und Tomaten in Würfel schneiden.

3. Hähnchenfleisch in etwas Öl von allen Seiten goldbraun anbraten. Gemüse bis auf die Tomaten hinzugeben und einige Minuten anbraten lassen (dabei regelmäßig umrühren).

4. Tomaten und ein halbes Glas Wasser hinzugeben, Salz und Gewürze hinzugeben und abgedeckt ca. 5–10 min köcheln lassen.

5. Gekochten Reis hinzugeben und umrühren.

**GUTEN APPETIT!**

# BUNTE GEMÜSE-NUDEL-PFANNE

15 min Vorbereitung | 20 min Zubereitung 4 Portionen

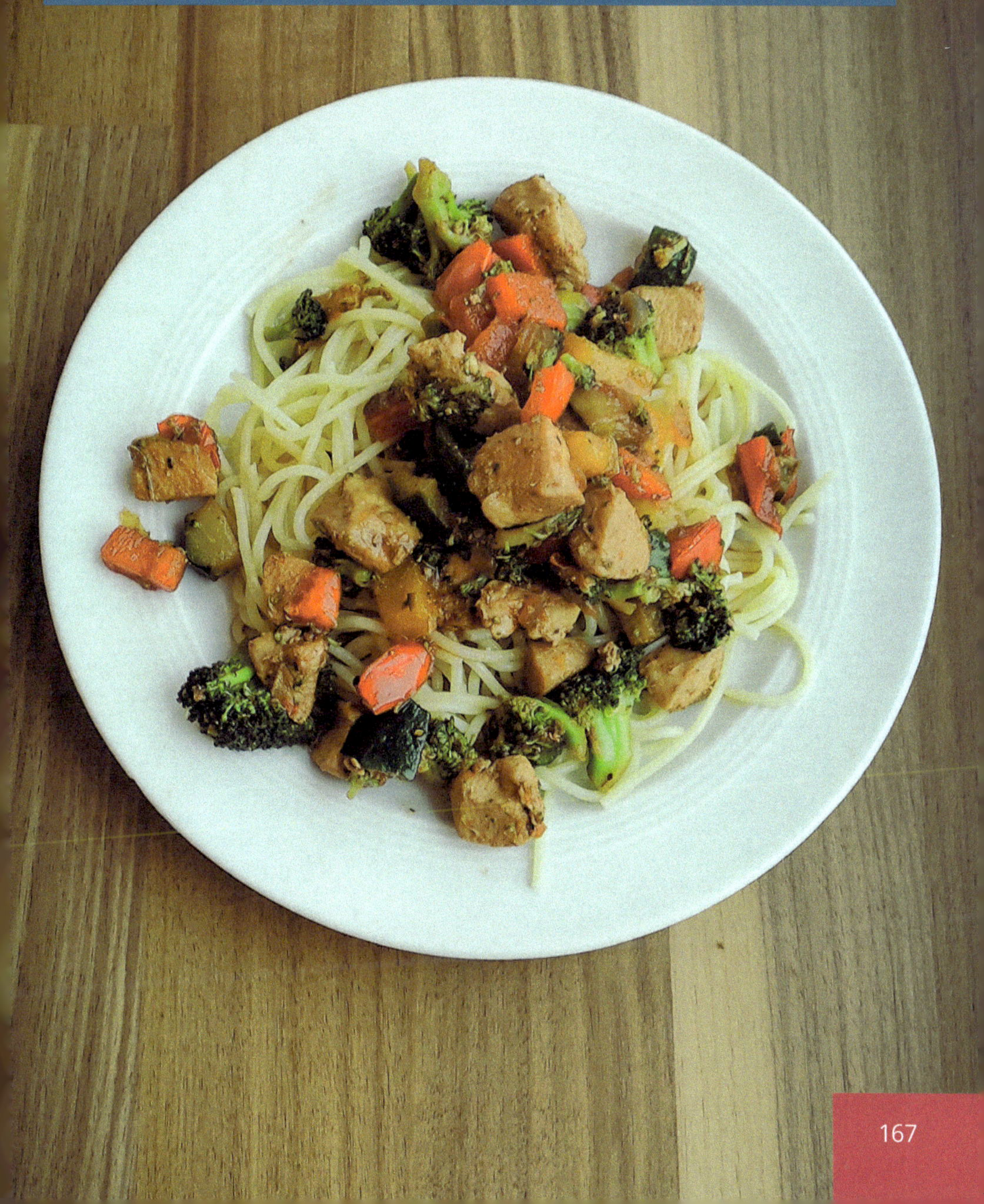

| | | | |
|---|---|---|---|
| 1 | kleine Zucchini | 500 g | Vollkornspaghetti |
| 1/2 | Brokkoli | 1 EL | Tomatenmark |
| 1 | Zwiebel | | Salz |
| 1 | Knoblauchzehe | | Paprikapulver edelsüß |
| 1 | rote Paprika | | Thymian |
| 100 g | Champignons | | Oregano |
| 150 g | Cocktailtomaten | | optional: 100 g Schmand oder |
| 600 g | Hähnchenfilet | | Crème Fraîche |

1. Gemüse waschen, putzen und bis auf die Tomaten in kleine Stücke schneiden.

2. Spaghetti kochen. Hähnchenfilet würfeln und in etwas Öl von allen Seiten goldbraun braten.

3. Gemüse hinzugeben, salzen und alles ca. 5–10 min dünsten.

4. Ein halbes Glas Wasser, Tomatenmark, Crème Fraîche und die Cocktailtomaten (ganz oder halbiert) hinzugeben und weitere 5–10 min köcheln lassen.

5. Gewürze hinzugeben, Spaghetti unterheben und mit Salz und Pfeffer abschmecken.

**GUTEN APPETIT!**

# GRUNDREZEPT PIZZATEIG

Die meisten Kinder lieben Pizza! Und auf Pizza lässt sich sehr einfach viel Gemüse unterbringen. Klappt natürlich genauso mit fertigem Pizzateig aus dem Kühlregal!

| | | | |
|---|---|---|---|
| 300 g | Mehl | 1/2 TL | Salz |
| 1 Pck. | Trockenhefe | 2 EL | Olivenöl |
| 1 Prise | Zucker | | |

Hefe mit Salz und Zucker in 100 ml lauwarmes Wasser geben und einige Minuten stehen lassen. Öl und Mehl hinzugeben und alles gut verkneten. An einem warmen Ort zugedeckt ca. 45 min gehen lassen.
Anschließend den Teig ausrollen, auf ein Backblech legen und noch einmal 20 min gehen lassen.
Belag auf dem Teig verteilen und mit Käse bestreuen. 30 min bei 220° C (Ober-/Unterhitze) backen.

**Dieses Gemüse passt super auf Pizza:**

- Tomaten
- Zucchini
- Brokkoli
- Paprika
- Mais
- Bohnen
- Zwiebel
- Pilze
- Artischocke
- Spinat
- Aubergine

**Tipp:**

Wenn sichtbares Gemüse für dein Kind noch zu schwer ist, kannst du auch damit beginnen, dieses zunächst in der Tomatensauce der Pizza „verschwinden" zu lassen.

# GEMÜSEPIZZA

90 min Vorbereitung | 30 min Zubereitung 1 Blech

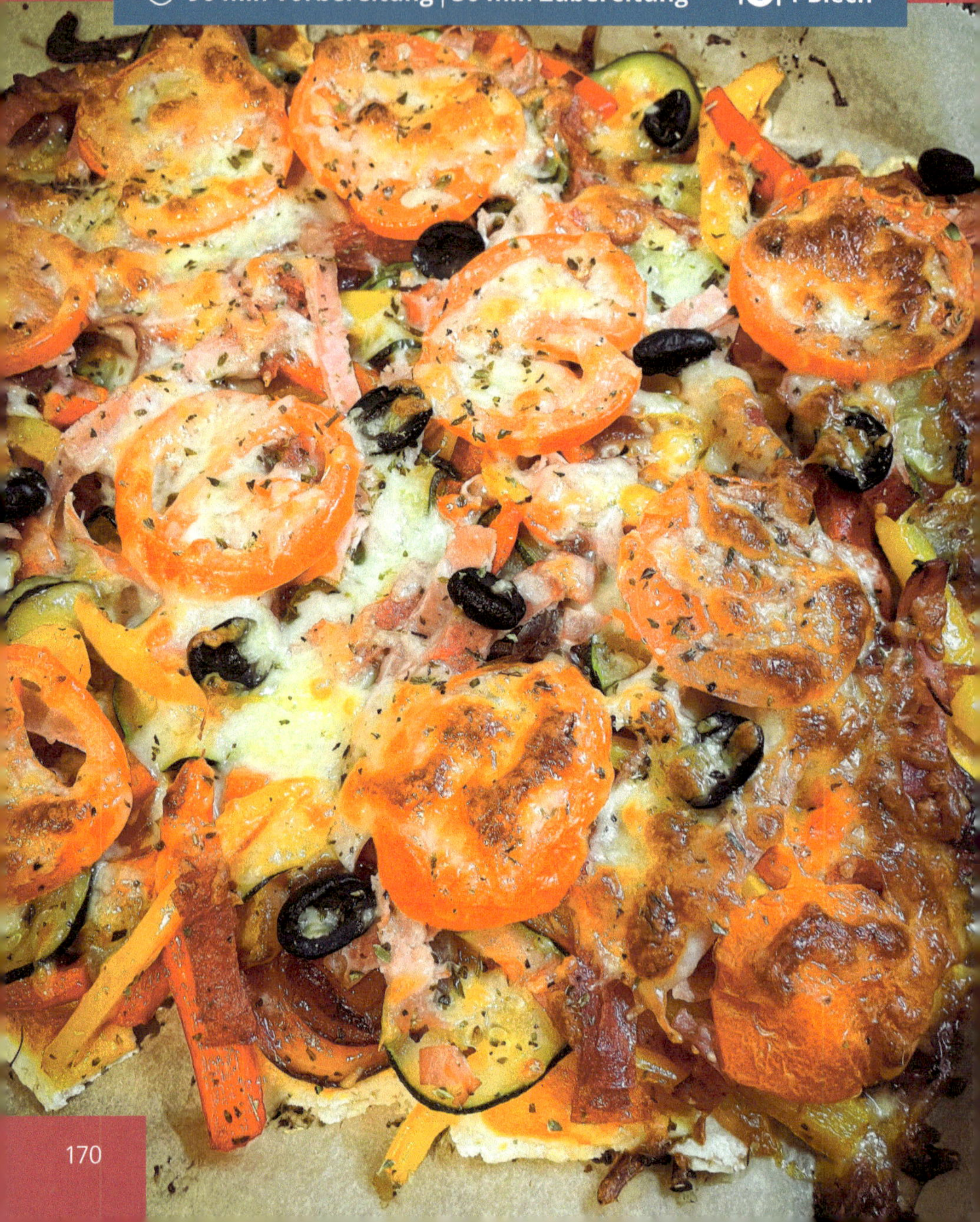

Für den Teig:
300 g Mehl
1 Pck. Trockenhefe
1 Prise Zucker
1/2 TL Salz
2 EL Olivenöl

Für den Belag:
1 rote Paprika
1 gelbe Paprika
1 Zwiebel
1 kleine Zucchini
2 EL Olivenöl
4 Fleischtomaten
75 g Kochschinken
50 g Salamischeiben
schwarze Oliven nach Geschmack
Oregano
200 g geriebener Käse
Salz, Pfeffer

1. Hefe mit Salz und Zucker in 100 ml lauwarmes Wasser geben und einige Minuten stehen lassen. Öl und Mehl hinzugeben und alles gut verkneten. An einem warmen Ort zugedeckt ca. 45 Minuten gehen lassen.

2. In der Zwischenzeit die Paprika waschen, putzen und in Streifen schneiden. Zwiebel schälen und in Ringe schneiden. Zucchini waschen und in dünne Scheiben schneiden (alternativ kannst du alles auch in feine Würfel schneiden).

3. Paprika und Zwiebel in einem Topf mit Olivenöl ca. 5 min dünsten. Die Zucchinischeiben dazugeben und nochmal 5 min dünsten. Mit Salz und Pfeffer würzen und beiseitestellen.

4. Tomaten in Scheiben schneiden. Schinken und Salami in Streifen schneiden. Oliven abtropfen lassen und mit kaltem Wasser abspülen.
   Den Teig ausrollen, auf ein Backblech legen und noch einmal 20 min gehen lassen.

5. Gemüse auf dem Teig verteilen, Tomaten, Schinken und Salami darüber streuen. Oliven darüber verteilen und mit Käse bestreuen. Etwas Oregano darauf streuen und 30 min bei 220° C (Ober-/Unterhitze) backen.

**GUTEN APPETIT!**

# GEBACKENES GEMÜSE

Das Backen von Gemüse – mit oder ohne Panade – kann die Beliebtheit bei Kindern enorm erhöhen. Mit einer leckeren Panade schmeckt es vielen Kindern besser (denn Panade ist bekannt und lecker und überdeckt zu einem großen Teil den evtl. sehr intensiven Geschmack des Gemüses). In Form von Gemüse-Pommes kommt es bei Kindern ebenso gut an, da Pommes sehr bekannt und beliebt sind.

Panade für gebackenes Gemüse:

| | |
|---|---|
| 50 g | Mehl |
| 75 ml | Milch |
| 100 g | Paniermehl |
| | Salz |

In einer Schüssel Mehl und Milch vermischen. In einer anderen Schüssel Paniermehl und eine Prise Salz vermischen.
Das Gemüse erst in die Mehl-Milch-Mischung tauchen, dann in Paniermehl wenden.
Dann mit etwas Öl beträufeln und für ca. 30–40 Min. bei 200° C (Ober-/Unterhitze) im Ofen backen.

**Dieses Gemüse eignet sich gut für Pommes:**

- Süßkartoffel
- Kohlrabi
- Zucchini
- Karotten
- Rote Bete

**Und dieses für paniertes Gemüse:**

- Blumenkohl
- Brokkoli
- Kürbis
- Kohlrabi
- Süßkartoffel
- Zwiebel

**Tipp:**
Das Gemüse sollte für Pommes möglichst trocken sein, dann wird es knuspriger. Dafür zum Beispiel mit einem sauberen Geschirrtuch gut abtrocknen.

# GEBACKENER BLUMENKOHL

10 min Vorbereitung | 40 min Zubereitung 4 Portionen

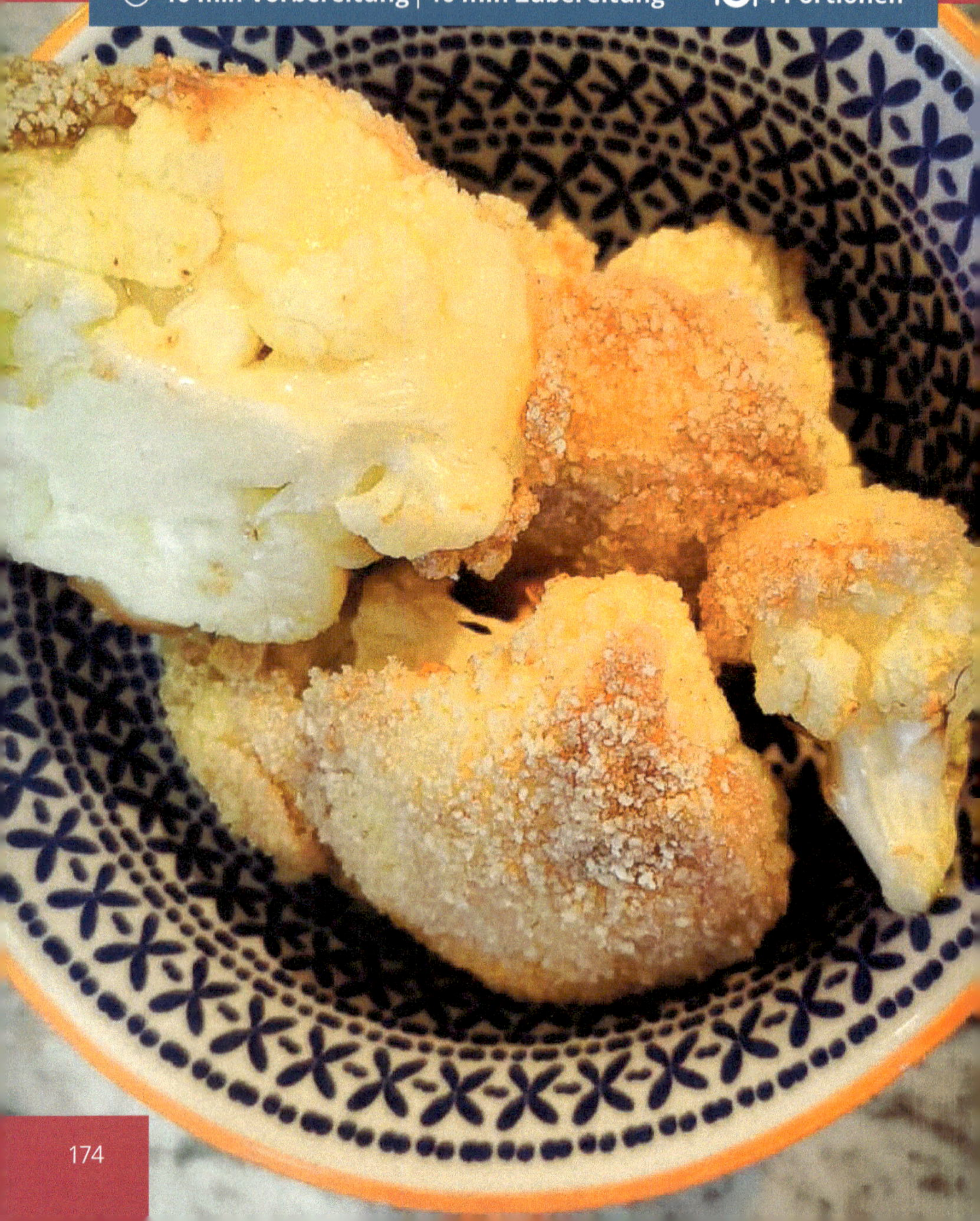

| | | | |
|---|---|---|---|
| 1 | Blumenkohl | 100 g | Paniermehl |
| 50 g | Mehl | | Salz |
| 75 ml | Milch | | |

1. Blumenkohl waschen und in Röschen zerteilen. In einer Schüssel Mehl und Milch vermischen. In einer anderen Schüssel Paniermehl und eine Prise Salz vermischen.

2. Blumenkohlröschen erst in die Mehl-Milch-Mischung tauchen, dann in Paniermehl wenden.

3. Die panierten Röschen mit etwas Öl beträufeln und für ca. 20–30 min bei 180° C (Ober-/Unterhitze) im Ofen backen.

**GUTEN APPETIT!**

# KOHLRABI-POMMES

10 min Vorbereitung | 20 min Zubereitung | 4 Portionen

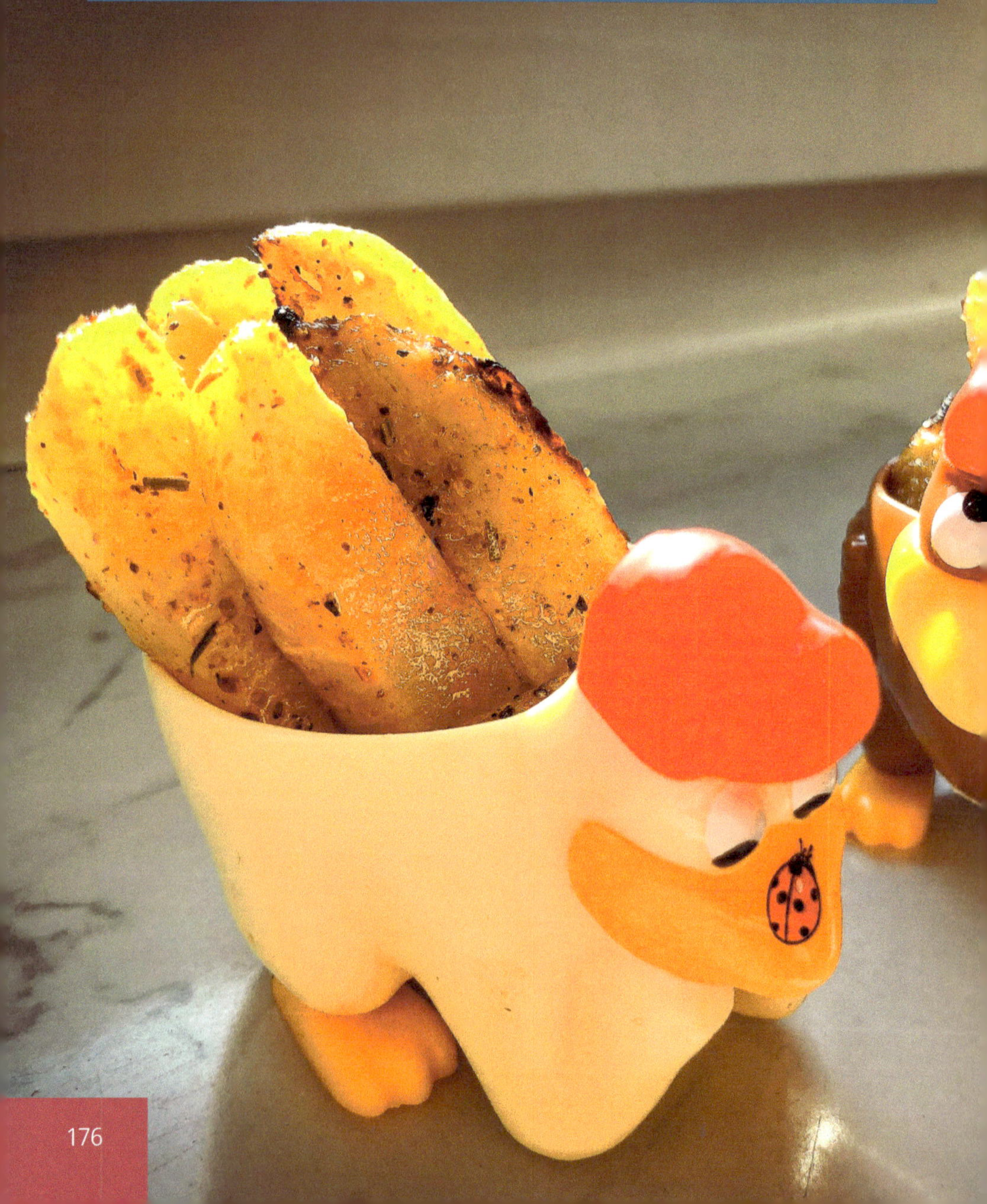

| | |
|---|---|
| 2 Knollen Kohlrabi | Gewürze nach Wahl |
| 1 EL Rapsöl | Salz |

1. Kohlrabi schälen und in pommesgroße Stücke schneiden.

2. Die Stücke mit einem sauberen Geschirrtuch gut abtrocknen (dann werden sie knuspriger).

3. Die Kohlrabi-Pommes in einer Schale mit Öl und Gewürzen (ohne Salz) mischen und auf einem mit Backpapier belegten Backblech verteilen. Achte darauf, dass sich die Stücke nicht berühren.

4. Bei 220° C (Heißluft) für ca. 20 min backen. Nach der Hälfte der Zeit einmal wenden.

**GUTEN APPETIT!**

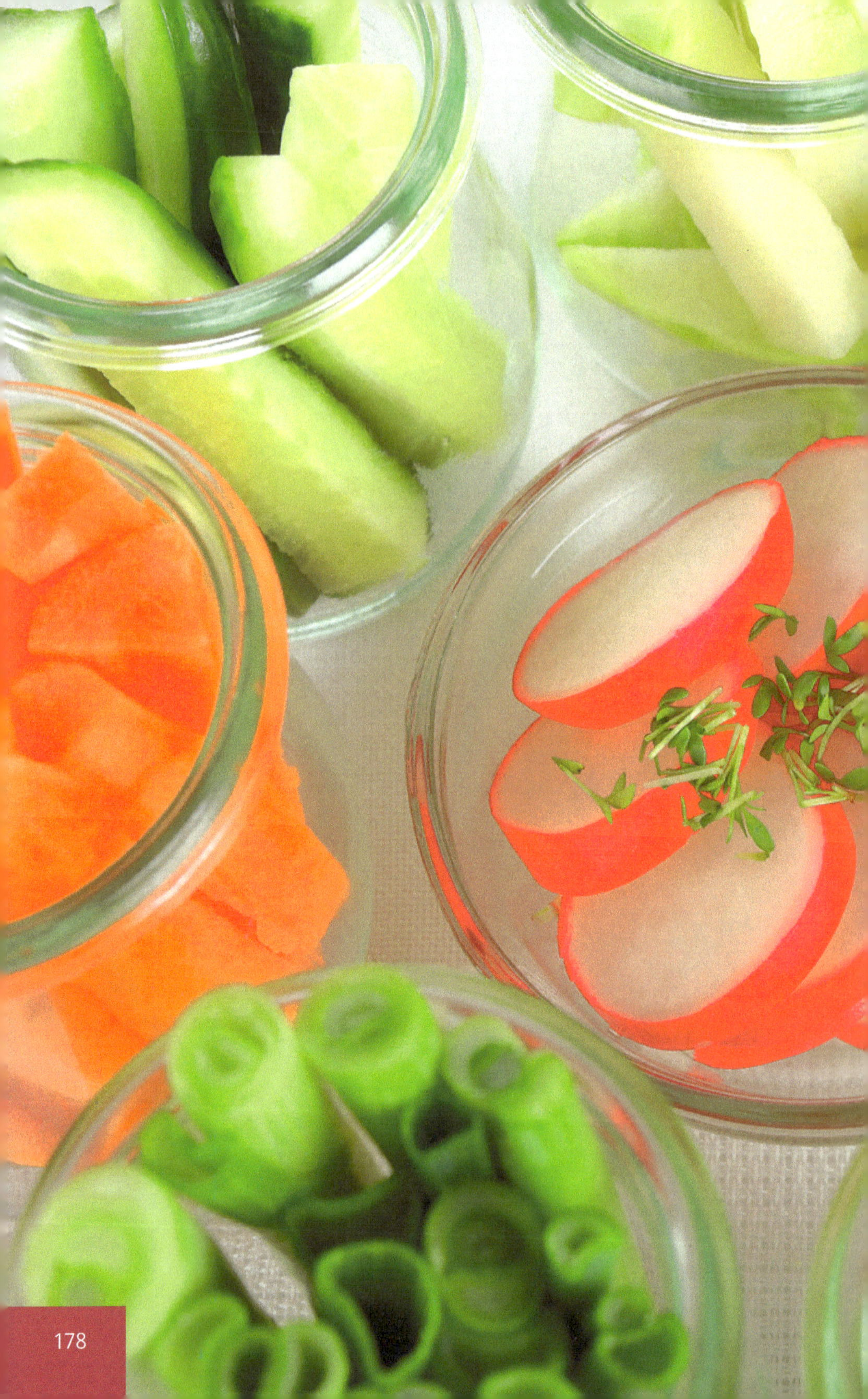

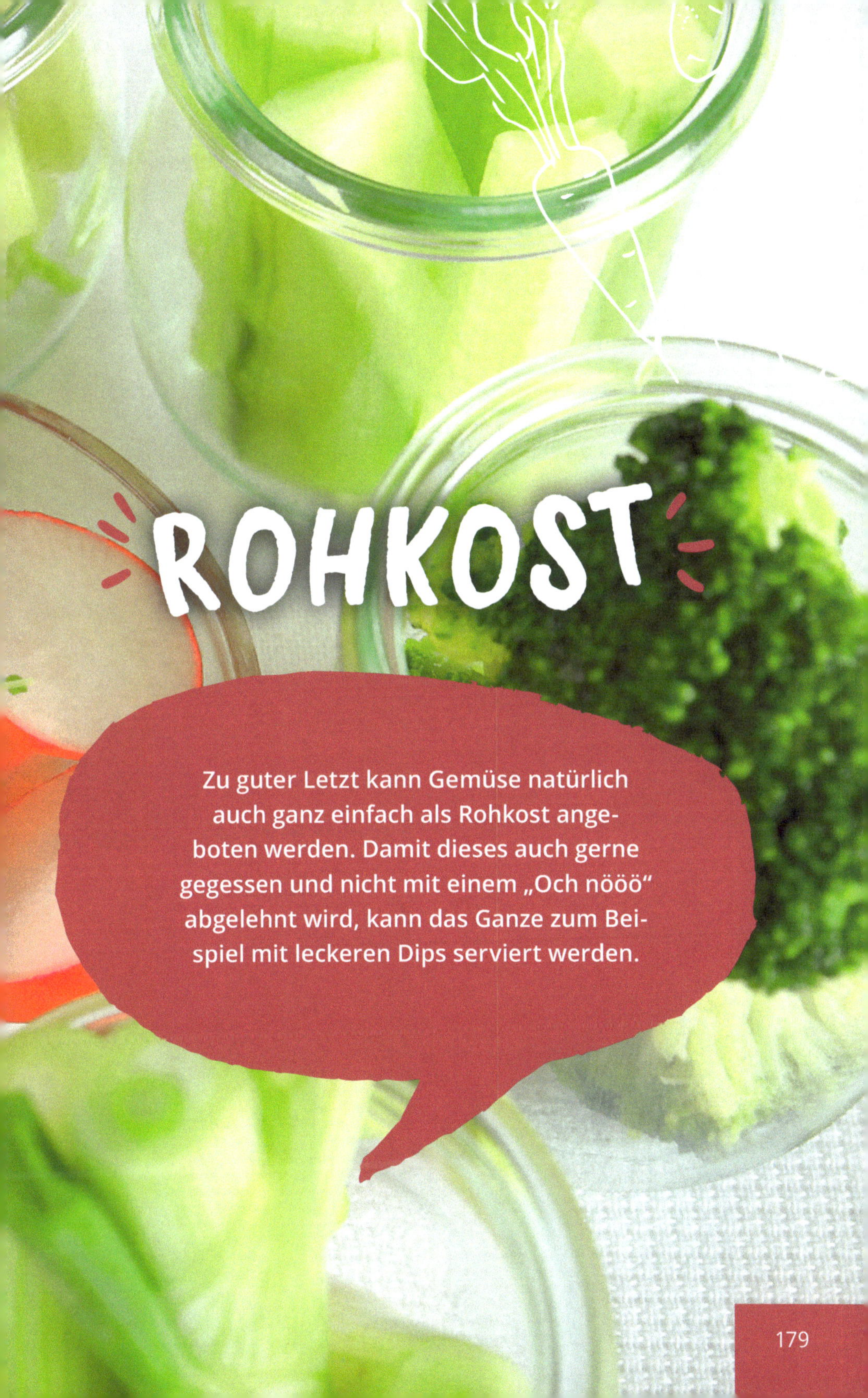

# ROHKOST

Zu guter Letzt kann Gemüse natürlich auch ganz einfach als Rohkost angeboten werden. Damit dieses auch gerne gegessen und nicht mit einem „Och nööö“ abgelehnt wird, kann das Ganze zum Beispiel mit leckeren Dips serviert werden.

# ROHKOST MIT DREIERLEI DIPS

5 min Vorbereitung | 10 min Zubereitung 4 Portionen

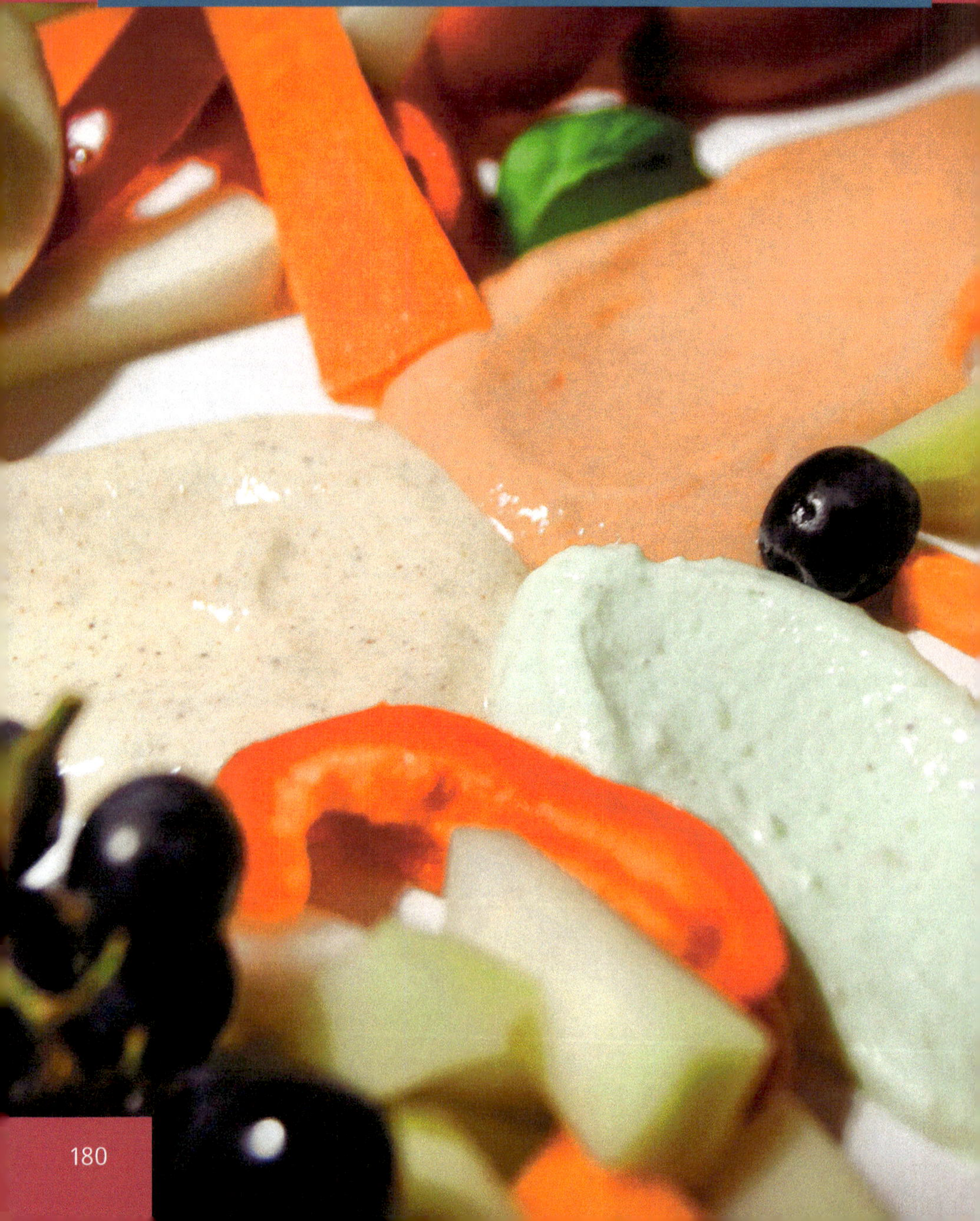

Rohes Obst u. Gemüse nach Wahl
optional: Käsewürfel
optional: Knäckebrot

## FÜR DIE DIPS:

| Dip 1: | Dip 2: | Dip 3: |
|---|---|---|
| 150 g Joghurt | 1 Avocado | 150 g Joghurt |
| 2 EL Tomatenmark | 2 EL Schmand | 1 TL Honig |
| Salz, Paprikapulver, | 1 EL Zitronensaft | 1 TL Erdnussmus |
| Pfeffer, Thymian | Salz, Pfeffer | 1 Prise Zimt |

1. Die Rohkost waschen, gegebenenfalls schälen und in Stifte schneiden.
2. Alles in kleinen Gläsern oder auf Spießen anrichten.
3. Dip 1: Alle Zutaten gründlich vermengen und mit Gewürzen abschmecken.
   Dip 2: Avocado mit einer Gabel zerdrücken, mit Zitronensaft und Schmand mischen. Mit Salz und Gewürzen abschmecken.
   Dip 3: Alle Zutaten gründlich mischen (Honig und Erdnussmus evtl. vorher kurz erwärmen, um sie flüssiger zu machen).

## GUTEN APPETIT!

**Tipps:**

Biete das rohe Obst und Gemüse einfach mal in einzelnen Muffinförmchen an, statt auf einem Teller. Oder nutze ein ganzes Muffinblech, um das Gemüse inklusive Dips auf den Tisch zu bringen!

# GRUNDREZEPT WRAPS

Wraps lassen sich vielseitig und abwechslungsreich füllen und können so einen guten Beitrag zu einer gesunden Ernährung beisteuern.
Dabei muss es natürlich nicht immer rohes Gemüse sein, das in die Füllung kommt, auch gebratenes oder gegrilltes Gemüse eignet sich gut.

4 Tortilla-Wraps
Salat und Rohkost nach Wahl
je 1–2 EL Aufstrich pro Wrap
Gewürze nach Geschmack
2 EL Füllung nach Wahl

Wraps mit Aufstrich bestreichen und Gewürze darüber streuen (oder vorab in den Aufstrich einarbeiten), Salat und andere Rohkost darauf verteilen, Füllung darauf geben. Tortilla auf zwei gegenüberliegenden Seiten etwas einschlagen und dann von einer offenen Seite anfangen aufzurollen.

**Ideen für Aufstriche:**

- Joghurt
- Frischkäse
- Schmand
- Nussmus
- Tomatenmark o. ä.

**Ideen für Füllungen:**

- Thunfisch
- gebratenes Hackfleisch
- gegrillte Hähnchenbrust
- Bohnen
- Kichererbsen
- Käse etc.

**Tipps:**

Du kannst ruhig mehrere Aufstriche und Füllungen kombinieren. Bei manchen Kombinationen kann es sinnvoll sein, sie vorab zu mischen.

# THUNFISCH-WRAPS

10 min Vorbereitung | 5 min Zubereitung 4 Portionen

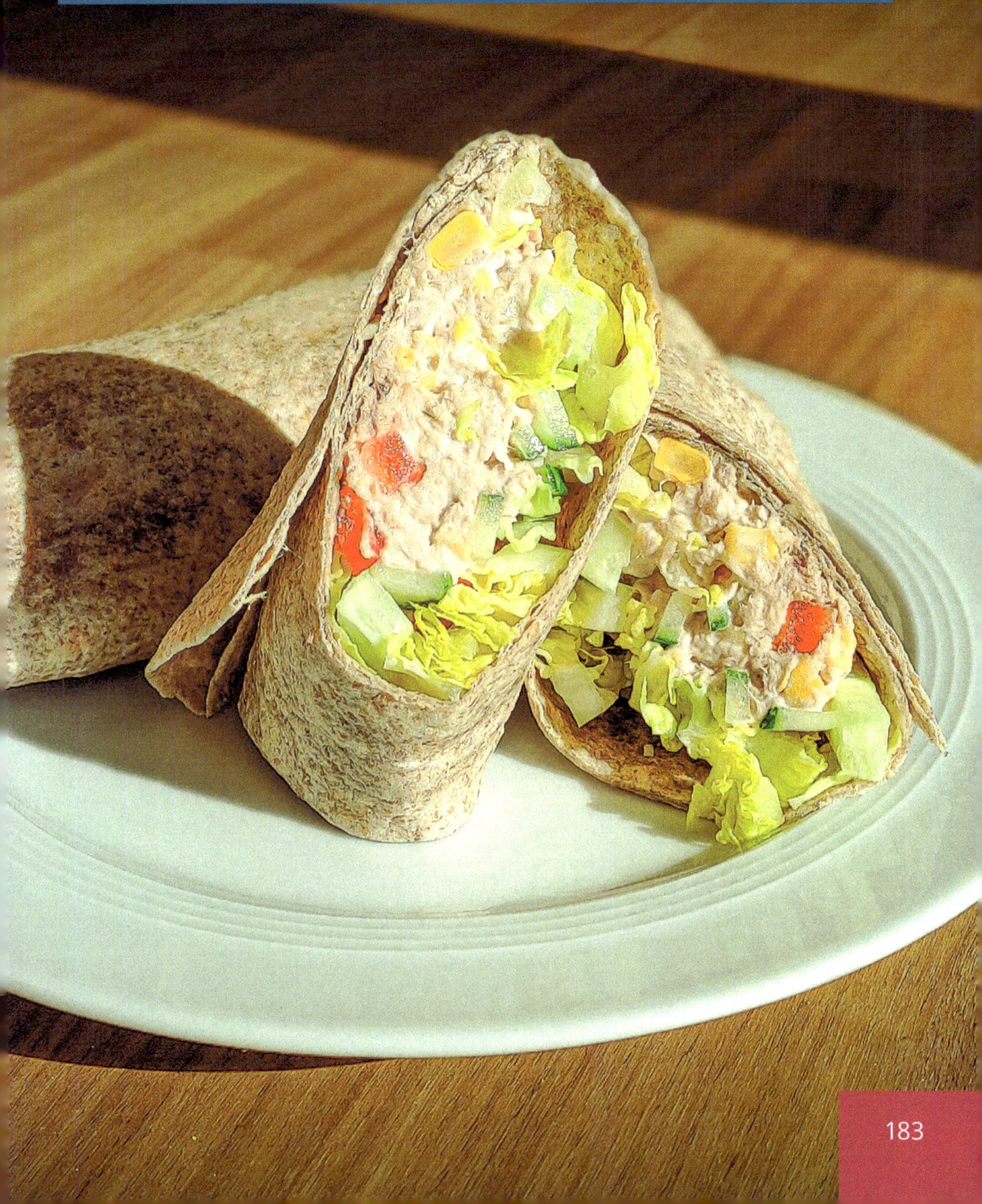

| | |
|---|---|
| 4 Tortilla-Wraps | 1 Paprika |
| 1 Dose Thunfisch | 1/2 Gurke |
| 1 kleine Dose Mais | 2 Tomaten |
| 150 g Frischkäse | optional: Gouda nach Belieben |
| 1–2 EL Joghurt | etwas Salat |

1. Thunfisch mit Joghurt, Frischkäse und abgetropftem Mais vermengen.
2. Gurke in Stifte schneiden, Tomaten und Paprika würfeln.
3. Wraps kurz anwärmen und mit Salat, Gurke, Tomate und Paprika belegen und je 1–2 EL der Thunfisch-Mischung darauf geben.
4. Optional geriebenen Käse darüber streuen und Wrap aufrollen. In der Mitte schräg auseinanderschneiden.

**GUTEN APPETIT!**

Printed in Poland
by Amazon Fulfillment
Poland Sp. z o.o., Wrocław

17532069R00107